U0694561

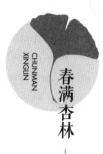

春满杏林

CHUNMAN
XINGLIN

针灸推拿经典与歌赋必背

张永臣　贾红玲　王　健　主编

中国医药科技出版社

内 容 提 要

　　针灸和推拿的经典与歌赋是历代医家在长期临床实践中的智慧结晶，源远流长，影响深远，其中保留着很多有价值的学术内容。本书本着"读经典、背经典、用经典"的目的，主要介绍了《灵枢》《难经》《针灸甲乙经》《针灸大全》《针灸聚英》《幼科推拿秘书》《小儿推拿方脉活婴秘旨全书》等针灸推拿的经典、歌赋，以及部分诊法、方剂等内容，适合针灸推拿爱好者、院校学生、临床工作者及从事针灸教学、科学研究者参考阅读。

图书在版编目（CIP）数据

　　春满杏林：针灸推拿经典与歌赋必背/张永臣，贾红玲，王健主编.
— 北京：中国医药科技出版社，2018.7
　　ISBN 978-7-5214-0168-4

　　Ⅰ．①春…　Ⅱ．①张…　②贾…　③王…　Ⅲ．①针灸疗法　②推拿
Ⅳ．① R245　② R244.1

　　中国版本图书馆 CIP 数据核字（2018）第 066234 号

美术编辑　　陈君杞
版式设计　　锋尚设计

出版　　中国医药科技出版社
地址　　北京市海淀区文慧园北路甲 22 号
邮编　　100082
电话　　发行：010-62227427　邮购：010-62236938
网址　　www.cmstp.com
规格　　710×1000mm　$^1/_{16}$
印张　　9
字数　　99 千字
版次　　2018 年 7 月第 1 版
印次　　2024 年 4 月第 2 次印刷
印刷　　北京印刷集团有限责任公司
经销　　全国各地新华书店
书号　　ISBN 978-7-5214-0168-4
定价　　25.00 元

版权所有　盗版必究
举报电话：010-62228771
本社图书如存在印装质量问题请与本社联系调换

编委会

主　编　张永臣　贾红玲　王　健

副主编　李小青　陈　欣　姜　曼

编　委（按姓氏笔画排序）

　　　　王　军　王　健　王　琳　王晓燕　王道全

　　　　卢　岩　刘西建　李　征　李　磊　李修阳

　　　　杨佃会　张　晶　张学成　宋春燕　贾红玲

　　　　韩　涛

序一

左图右书是优秀的中国文化传统。中医文献是学术传承的载体和发展基石，熟读经典对学习中医、从事中医、弘扬中医起到了事半功倍的作用。历代名医都把中医经典的学习作为首要任务，重视经典确为从业医者登堂入室之锁钥。唯此方能考镜源流，去伪存真。中医文献浩繁，学习亦需熟练掌握，作者编写《春满杏林 针灸推拿经典与歌赋必背》，以资学生学习。此举深有意义，值得推广，故乐为之序。

山东针灸学会会长

中国针灸学会副会长

山东中医药大学教授、博士生导师、副校长

吴富东

2010年3月

序二

经典是中医临床的源头活水，不由此登堂入室，难以致远。学经典、背经典、用经典，是从事中医的必由之路。读经典、做临床是历代名医的成才之道，所以历代名医也都把学习中医经典作为首要任务，从某种意义上看，经典素养决定了中医业者能够达到的高度。

山东中医药大学针灸推拿学院自创办以来即有引导学生诵读经典的好传统，并编印了《针灸推拿文献经典必背》，每年举办经典背诵竞赛活动，广受同学欢迎，至今已经十个年头。实践证明，这项举措成效显著，使得一届又一届学子受益匪浅，临证时左右逢源。天下没有白下的功夫，大学时代，青春年少，精力旺盛，记忆深刻，正是读书的好时光，可为将来的临床工作奠定坚实基础。甲午春日，新版《春满杏林 针灸推拿经典与歌赋必背》编印之际，赘此数语，与同学们共勉。

山东针灸学会会长

中国针灸学会副会长

山东中医药大学教授、博士生导师、副校长

高树中

2014年3月

本着"厚重基础、注重传承"的教学理念，山东中医药大学针灸推拿学院开展了"春满杏林经典背诵大赛"，这也是"大学生科技文化节"的一项活动，自2003年开始，每年举行一次，至今已经成功举办了15届。每次均能吸引广大学生积极参与，极大地激发了学生学习经典的热情，在学院乃至学校中掀起"读经典、背经典、用经典"的热潮。"春满杏林"经典背诵大赛起到了"以赛促教、以赛促学"的效果，既能加强学生对经典的理解，也能通过名师对经典的解读，给学生提供了与名师一起学习、研讨经典的机会，为学生日后走向临床打下了坚实的理论基础。2017年12月24日，第二届全国《黄帝内经》知识大赛总决赛在京落下帷幕，我校代表队最终获得总冠军，这是我校重视经典教学的体现。

"春满杏林"经典背诵大赛的形式为笔试与现场作答相结合，初赛通过笔试选拔优秀选手，能够充分考核选手的基本知识储备。决赛通过现场接龙背诵、抢答背诵、论述背诵等方式进行比赛，共分为"流觞曲水"（接龙题）、"绿桂涵丹"（小背诵）、"百舸争流"（抢答题）、"开凿精义"（解读经典）、"水火之齐"（风险题）五个环节，极具知识性、观赏性、趣味性。

大赛的内容主要为《灵枢》《难经》《针灸甲乙经》《标幽赋》《针灸大全》《针灸聚英》《针灸大成》《幼科推拿秘书》《小儿推拿方脉活婴秘旨全书》等书中的经典、歌赋，同时加入了部分诊法、方剂的内容。我校针灸推拿学的两任学科带头人吴富东教授、高树中教授均很重视这项活动，并先后为油印本写序，以示对全体师生的鼓励。

现在总结以往举办大赛经验、成果的基础上，秉承山东中医药大学"厚重基础、注重传承"的教学理念，以"传播中医经典、传承中医技艺、弘扬中医文化"为宗旨，对大赛的颂读内容加以增减，束之成册，名之曰《春满杏林　针灸推拿经典与歌赋必背》，且在版式上加以精心设计，力求易于携带，便于随时、随地诵读，以期让更多的大学生、中医爱好者了解中医、重视经典、关注针灸，从而增强民族文化自信，为我国中医药事业的传承作出点滴力量。

本书也包含了学校领导和针灸推拿学院、学生处、校团委领导和老师的心血，谨致以诚挚的感谢。

山东针灸学会常务理事兼副秘书长

山东中医药大学教授、博士生导师

山东中医药大学针灸推拿学院副院长

世界中医药学会联合会中医药文献与流派研究专业委员会副会长

张永臣

2018年2月

目录

春满杏林
针灸推拿经典与歌赋必背

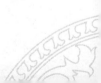

‹中篇› **推拿**

‹下篇› **二十四脉诀和常用方剂**

上篇

针灸

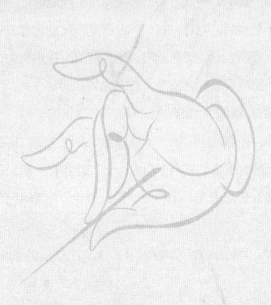

第一章
《灵枢经》①

春满杏林

◈ 第一节 九针十二原第一 ◈

凡用针者，虚则实之，满则泄之，宛陈则除之，邪胜则虚之。《大要》曰：徐而疾则实，疾而徐则虚。言实与虚，若有若无；察后与先，若存若亡；为虚与实，若得若失。虚实之要，九针最妙，补泻之时，以针为之。泻曰必持内之，放而出之，排阳得针，邪气得泄。按而引针，是谓内温，血不得散，气不得出也。补曰随之，随之意若妄之，若行若按，如蚊虻止，如留如还，去如弦绝，令左属右，其气故止，外门已闭，中气乃实，必无留血，急取诛之。持针之道，坚者为宝。正指直刺，无针左右，神在秋毫，属意病者，审视血脉者，刺之无殆。方刺之时，必在悬阳，及与两卫，神属勿去，知病存亡。血脉者，在腧横居，视之独澄，切之独坚。

五脏有六腑，六腑有十二原，十二原出于四关，四关主治五脏。五脏有疾，当取之十二原，十二原者，五脏之所以禀三百六十五节气味也。五脏有疾也，应出十二原，十二原各有所出，明知其原，睹其应，而知五脏之害矣。阳中之少阴，肺也，其原出于太渊，太渊二。

---

① 田代华，刘更生整理. 灵枢经 [M]. 北京：人民卫生出版社. 2009.

阳中之太阳，心也，其原出于大陵，大陵二。阴中之少阳，肝也，其原出于太冲，太冲二。阴中之至阴，脾也，其原出于太白，太白二。阴中之太阴，肾也，其原出于太溪，太溪二。膏之原，出于鸠尾，鸠尾一。肓之原，出于脖胦，脖胦一。凡此十二原者，主治五脏六腑之有疾者也。胀取三阳，飧泄取三阴。

今夫五脏之有疾也，譬犹刺也，犹污也，犹结也，犹闭也。刺虽久，犹可拔也；污虽久，犹可雪也；结虽久，犹可解也；闭虽久，犹可决也。或言久疾之不可取者，非其说也。夫善用针者，取其疾也，犹拔刺也，犹雪污也，犹解结也，犹决闭也。疾虽久，犹可毕也。言不可治者，未得其术也。

◇ 第二节　官针第七 ◇

凡刺有九，以应九变。一曰输刺，输刺者，刺诸经荥输脏腧也。二曰远道刺，远道刺者，病在上，取之下，刺腑俞也。三曰经刺，经刺者，刺大经之结络经分也。四曰络刺，络刺者，刺小络之血脉也。五曰分刺，分刺者，刺分肉之间也。六曰大泻刺，大泻刺者，刺大脓以铍针也。七曰毛刺，毛刺者，刺浮痹皮肤也。八曰巨刺，巨刺者，左取右，右取左。九曰焠刺，焠刺者，刺燔针则取痹也。

凡刺有十二节，以应十二经。一曰偶刺，偶刺者，以手直心若背，直痛所，一刺前，一刺后，以治心痹，刺此者傍针之也。二曰报刺，报刺者，刺痛无常处也，上下行者，直内无拔针，以左手随病所按之，乃出针复刺之也。三曰恢刺，恢刺者，直刺傍之，举之前后，恢筋急，以治筋痹也。四曰齐刺，齐刺者，直入一，傍入二，以治寒气小深者。或曰三刺；三刺者，治痹气小深者也。五曰扬刺，扬刺者，正内一，傍内四，而浮之，以治寒气之博大者也。六曰直针刺，直针刺者，引皮乃刺之，以治寒气之浅者也。七曰输刺，输刺者，直入直出，稀发针而深之，以治气盛而热者也。八曰短刺，短刺者，刺骨痹，稍摇而深之，致针骨所，以上下摩骨也。九曰浮刺，浮刺者，傍入而浮之，以治肌急而寒者也。十曰阴刺，阴刺者，左右率刺之，以治寒厥，中寒厥，足踝后少阴也。十一曰傍针刺，傍针刺者，直刺傍刺各一，以治留痹久居者也。十二曰赞刺，赞刺者，直入直出，数发针而浅之出血，是谓治痈肿也。

脉之所居深不见者，刺之，微内针而久留之，以致其空脉气也。脉浅者勿刺，按绝其脉乃刺之，无令精出，独出其邪气耳。所谓三刺则谷气出者，先浅刺绝皮，以出阳邪；再刺则阴邪出者，少益深，绝皮致肌肉，未入分肉间也；已入分肉之间，则谷气出。故《刺法》曰：始刺浅之，以逐邪气而来血气；后刺深之，以致阴气之邪；最后刺极深之，以下谷气。此之谓也。故用针者，不知年之所加，气之盛衰，虚实之所起，不可以为工也。

凡刺有五，以应五脏。一曰半刺，半刺者，浅内而疾发针，无针伤肉，如拔毛状，以取皮气，此肺之应也。二曰豹文刺，豹文刺者，左右前后针之，中脉为故，以取经络之血者，此心之应也。三曰关刺，关刺者，直刺左右，尽筋上，以取筋痹，慎无出血，此肝之应也，或曰渊刺，一曰岂刺。四曰合谷刺，合谷刺者，左右鸡足，针于分肉之间，以取肌痹，此脾之应也。五曰输刺，输刺者，直入直出，深内之至骨，以取骨痹，此肾之应也。

◇ 第三节　终始第九 ◇

凡刺之属，三刺至谷气，邪僻妄合，阴阳易居，逆顺相反，沉浮异处，四时不得，稽留淫泆，须针而去。故一刺则阳邪出，再刺则阴邪出，三刺则谷气至，谷气至而止。所谓谷气至者，已补而实，已泻而虚，故以知谷气至也。邪气独去者，阴与阳未能调，而病知愈也。故曰补则实，泻则虚，痛虽不随针，病必衰去矣。阴盛而阳虚，先补其阳，后泻其阴而和之。阴虚而阳盛，先补其阴，后泻其阳而和之。三脉动于足大指之间，必审其实虚。虚而泻之，是谓重虚，重虚病益甚。凡刺此者，以指按之，脉动而实且疾者疾泻之，虚而徐者则补之，反此者病益甚。其动也，阳明在上，厥阴在中，少阴在下。膺腧中膺，背腧中背。肩膊虚者，取之上。重舌，刺舌柱以铍针也。手屈而不伸者，其病在筋，伸而不屈者，其病在骨。在骨守骨，在筋守筋。

补须一方实，深取之，稀按其痏，以极出其邪气；一方虚，浅刺之，以养其脉，疾按其痏，无使邪气得入。邪气来也紧而疾，谷气来也徐而和。脉实者，深刺之，以泄其气；脉虚者，浅刺之，使精气无得出，以养其脉，独出其邪气。刺诸痛者，其脉皆实。

故曰：从腰以上者，手太阴阳明皆主之；从腰以下者，足太阴阳明皆主之。病在上者下取之，病在下者高取之，病在头者取之足，病在腰者取之腘。病生于头者头重，生于手者臂重，生于足者足重，治病者先刺其病所从生者也。

春气在毫毛，夏气在皮肤，秋气在分肉，冬气在筋骨，刺此病者各以其时为齐。故刺肥人者，以秋冬之齐；刺瘦人者，以春夏之齐。病痛者阴也，痛而以手按之不得者阴也，深刺之。病在上者阳也，病在下者阴也。痒者阳也，浅刺之。

病先起阴者，先治其阴而后治其阳；病先起阳者，先治其阳而后治其阴。刺热厥者，留针反为寒；刺寒厥者，留针反为热。刺热厥者，二阴一阳；刺寒厥者，二阳一阴。所谓二阴者，二刺阴也；一阳者，一刺阳也。久病者邪气入深，刺此病者，深内而久留之，间日而复刺之，必先调其左右，去其血脉，刺道毕矣。

凡刺之法，必察其形气。形肉未脱，少气而脉又躁，躁厥者，必为缪刺之，散气可收，聚气可布。深居静处，占神往来，闭户塞牖，魂魄不散，专意一神，精气之分，毋闻人声，以收其精，必一其神，令志在针，浅而留之，微而浮之，以移其神，气至乃休。男内女外，坚拒勿出，谨守勿内，是谓得气。

❀ 第四节　经脉第十 ❀

雷公曰：愿卒闻经脉之始生。

黄帝曰：经脉者，所以能决死生，处百病，调虚实，不可不通。

肺手太阴之脉，起于中焦，下络大肠，还循胃口，上膈属肺。从肺系，横出腋下，下循臑内，行少阴心主之前，下肘中，循臂内上骨下廉，入寸口，上鱼，循鱼际，出大指之端；其支者，从腕后直出次指内廉，出其端。是动则病：肺胀满，膨膨而喘咳，缺盆中痛，甚则交两手而瞥，此为臂厥。是主肺所生病者：咳，上气喘渴，烦心胸满，臑臂内前廉痛、厥，掌中热。气盛有余，则肩背痛，风寒汗出中风，小便数而欠；气虚，则肩背痛寒，少气不足以息，溺色变。为此诸病，盛则泻之，虚则补之，热则疾之，寒则留之，陷下则灸之，不盛不虚以经取之。盛者寸口大三倍于人迎，虚者则寸口反小于人迎也。

大肠手阳明之脉，起于大指次指之端，循指上廉，出合谷两骨之间，上入两筋之中，循臂上廉，入肘外廉，上臑外前廉，上肩，出髃骨之前廉，上出于柱骨之会上，下入缺盆络肺，下膈属大肠；其支者，从缺盆上颈贯颊，入下齿中，还出挟口，交人中，左之右，右之左，上挟鼻孔。是动则病：齿痛颈肿。是主津液所生病者：目黄口干，鼽衄，喉痹，肩前臑痛，大指次指痛不用。气有余，则当脉所过者热肿；虚，则寒栗不复。为此诸病，盛则泻之，虚则补之，热则疾之，寒则留之，陷下则灸之，不盛不虚以经取之。盛者人迎大三倍于寸口，虚者人迎反小于寸口也。

胃足阳明之脉，起于鼻之交頞中，旁纳（一本作约字）太阳之脉，下循鼻外，入上齿中，还出挟口环唇，下交承浆，却循颐后下廉，出大迎，循颊车，上耳前，过客主人，循发际，至额颅；其支者，从大迎前下人迎，循喉咙，入缺盆，下膈属胃络脾；其直者，从缺盆下乳内廉，下挟脐，入气街中；其支者，起于胃口，下循腹里，下至气街中而合，以下髀关，抵伏兔，下膝膑中，下循胫外廉，下足跗，入中指内间；其支者，下廉三寸而别，下入中指外间；其支者，别跗上，入大指间，出其端。是动则病：洒洒振寒，善呻数欠，颜黑，病至则恶人与火，闻木声则惕然而惊，心欲动，独闭户塞牖而处，甚则欲上高而歌，弃衣而走，贲响腹胀，是为骭厥。是主血所生病者：狂疟温淫汗出，鼽衄，口㖞唇胗，颈肿喉痹，大腹水肿，膝膑肿痛，循膺、乳、气街、股、伏兔、骭外廉、足跗上皆痛，中指不用。气盛，则身以前皆热，其有余于胃，则消谷善饥，溺色黄；气不足，则身以前皆寒栗，胃中寒则胀满。为此诸病，盛则泻之，虚则补之，热则疾之，寒则留之，陷下则灸之，不盛不虚以经取之。盛者人迎大三倍于寸口，虚者人迎反小于寸口也。

脾足太阴之脉，起于大指之端，循指内侧白肉际，过核骨后，上内踝前廉，上踹内，循胫骨后，交出厥阴之前，上膝股内前廉，入腹属脾络胃，上膈，挟咽，连舌本，散舌下；其支者，复从胃，别上膈、注心中。是动则病：舌本强，食则呕，胃脘痛，腹胀善噫，得后与气则快然如衰，身体皆重。是主脾所生病者：舌本痛，体不能动摇，食不下，烦心，心下急痛，溏、瘕、泄、水闭、黄疸，不能卧，强立股膝内肿厥，足大指不用。为此诸病，盛则泻之，虚则补之，热则疾之，寒则留之，陷下则灸之，不盛不虚以经取之。盛者寸口大三倍于人迎，虚者寸口反小于人迎。

心手少阴之脉，起于心中，出属心系，下膈络小肠；其支者，从心系上挟咽，系目系；其直者，复从心系却上肺，下出腋下，下循臑内后廉，行太阴心主之后，下肘内，循臂内后廉，抵掌后锐骨之端，入掌内后廉，循小指之内出其端。是动则病：嗌干心痛，渴而欲饮，是为臂厥。是主心所生病者：目黄胁痛，臑臂内后廉痛厥，掌中热痛。为此诸病，盛则泻之，虚则补之，热则疾之，寒则留之，陷下则灸之，不盛不虚以经取之。盛者寸口大再倍于人迎，虚者寸口反小于人迎也。

小肠手太阳之脉，起于小指之端，循手外侧上腕，出踝中，直上循臂骨下廉，出肘内侧两筋之间，上循臑外后廉，出肩解，绕肩胛，交肩上，入缺盆络心，循咽下膈，抵胃，属小肠；其支者，从缺盆循颈上颊，至目锐眦，却入耳中；其支者，别颊上䪼抵鼻，至目内眦，斜络于颧。是动则病：嗌痛颔肿，不可以顾，肩似拔，臑似折。是主液所生病者：耳聋目黄颊肿，颈、颔、肩、臑、肘、臂外后廉痛。为此诸病：盛则泻之，虚则补之，热则疾之，寒则留之，陷下则灸之，不盛不虚以经取之。盛者人迎大再倍于寸口，虚者人迎反小于寸口也。

膀胱足太阳之脉，起于目内眦，上额交巅；其支者，从巅至耳上角；其直者，从巅入络脑，还出别下项，循肩髆内，挟脊抵腰中，入循膂，络肾属膀胱；其支者，从腰中下挟脊贯臀，入腘中；其支者，从髆内左右，别下贯胛，挟脊内，过髀枢，循髀外从后廉下合腘中，以下贯踹内，出外踝之后，循京骨，至小指外侧。是动则病：冲头痛，目似脱，项如拔，脊痛，腰似折，髀不可以曲，腘如结，踹如裂，是为踝厥。是主筋所生病者：痔、疟、狂、癫疾，头囟项痛，目黄泪出鼽衄，项、背、腰、尻、腘、踹、脚皆痛，小指不用。为此诸病，盛则泻之，虚则补之，热则疾之，寒则留之，陷下则灸之，不盛不虚以经取之。盛者人迎大再倍于寸口，虚者人迎反小于寸口也。

肾足少阴之脉，起于小指之下，邪走足心，出于然谷之下，循内踝之后，别入跟中，以上踹内，出腘内廉，上股内后廉，贯脊属肾络膀胱；其直者，从肾上贯肝膈，入肺中，循喉咙，挟舌本；其支者，从肺出络心，注胸中。是动则病：饥不欲食，面如漆柴，咳唾则有血，喝喝而喘，坐而欲起，目䀮䀮如无所见，心如悬若饥状，气不足则善恐，心惕惕如人将捕之，是为骨厥。是主肾所生病者：口热舌干，咽肿上气，嗌干及痛，烦心心痛，黄疸肠澼，脊股内后廉痛，痿厥嗜卧，足下热而痛。为此诸病，盛则泻之，虚则补之，热则疾之，寒则留之，陷下则灸之，不盛不虚以经取之。灸则强食生肉，缓带披发，大杖重履而步。盛者寸口大再倍于人迎，虚者寸口反小于人迎也。

心主手厥阴心包络之脉，起于胸中，出属心包络，下膈，历络三焦；其支者，循胸出胁，下腋三寸，上抵腋，循臑内，行太阴少阴之间，入肘中，下臂，行两筋之间，入掌中，循中指出其端；其支者，别掌中，循小指次指出其端。是动则病：手心热，臂肘挛急，腋肿，甚则胸胁支满，心中憺憺大动，面赤目黄，喜笑不休。是主脉所生病者：烦心心痛，掌中热。为此诸病，盛则泻之，虚则补之，热则疾之，寒则留之，陷下则灸之，不盛不虚以经取之。盛者寸口大一倍于人迎，虚者寸口反小于人迎也。

三焦手少阳之脉，起于小指次指之端，上出两指之间，循手表腕，出臂外两骨之间，上贯肘，循臑外上肩，而交出足少阳之后，入缺盆，布膻中，散落心包，下膈，循属三焦；其支者，从膻中上出缺盆，上项，系耳后直上，出耳上角，以屈下颊至𬩽；其支者，从耳后入耳中，出走耳前，过客主人前，交颊，至目锐眦。是动则病：耳聋浑浑焞焞，嗌肿喉痹。是主气所生病者：汗出，目锐眦痛，颊痛，耳后、肩、臑、肘、臂外皆痛，小指次指不用。为此诸病，盛则泻之，虚则补之，热则疾之，寒则留之，陷下则灸之，不盛不虚以经取之。盛者人迎大一倍于寸口，虚者人迎反小于寸口也。

胆足少阳之脉，起于目锐眦，上抵头角，下耳后，循颈，行手少阳之前，至肩上，却交出手少阳之后，入缺盆；其支者，从耳后入耳中，出走耳前，至目锐眦后；其支者，别锐眦，下大迎，合于手少阳，抵于𬩽，下加颊车，下颈，合缺盆，以下胸中，贯膈络肝属胆，循胁里，出气冲，绕毛际，横入髀厌中；其直者，从缺盆下腋，循胸过季胁，下合髀厌中，以下循髀阳，出膝外廉，下外辅骨之前，直下抵绝骨之端，下出外踝之前，循足跗上，入小指次指之间；其支者，别跗上，入大指之间，循大指歧骨内，出其端，还贯爪甲，出三毛。

是动则病：口苦，善太息，心胁痛不能转侧，甚则面微有尘，体无膏泽，足外反热，是为阳厥。是主骨所生病者：头痛颔痛，目锐眦痛，缺盆中肿痛，腋下肿，马刀侠瘿，汗出振寒，疟，胸、胁、肋、髀、膝外至胫、绝骨、外踝前及诸节皆痛，小指次指不用。为此诸病，盛则泻之，虚则补之，热则疾之，寒则留之，陷下则灸之，不盛不虚以经取之。盛者人迎大一倍于寸口，虚者人迎反小于寸口也。

肝足厥阴之脉，起于大指丛毛之际，上循足跗上廉，去内踝一寸，上踝八寸，交出太阴之后，上腘内廉，循股阴入毛中，环阴器，抵小腹，挟胃，属肝络胆，上贯膈，布胁肋，循喉咙之后，上入颃颡，连目系，上出额，与督脉会于巅；其支者，从目系下颊里，环唇内；其支者，复从肝别贯膈，上注肺。是动则病：腰痛不可以俯仰，丈夫㿉疝，妇人少腹肿，甚则嗌干，面尘脱色。是主肝所生病者：胸满，呕逆，飧泄，狐疝，遗溺，闭癃。为此诸病，盛则泻之，虚则补之，热则疾之，寒则留之，陷下则灸之，不盛不虚以经取之。盛者寸口大一倍于人迎，虚者寸口反小于人迎也。

手太阴之别，名曰列缺，起于腕上分间，并太阴之经直入掌中，散入于鱼际。其病：实则手锐掌热，虚则欠㰦，小便遗数。取之去腕半寸，别走阳明也。

手少阴之别，名曰通里，去腕一寸半，别而上行，循经入于心中，系舌本，属目系。其实则支膈，虚则不能言。取之掌后一寸，别走太阳也。

手心主之别，名曰内关，去腕二寸，出于两筋之间，循经以上，系于心包，络心系。实则心痛，虚则为头强。取之两筋间也。

手太阳之别，名曰支正，上腕五寸，内注少阴；其别者，上走肘，络肩髃。实则节弛肘废，虚则生肬，小者如指痂疥。取之所别也。

手阳明之别，名曰偏历，去腕三寸，别入太阴；其别者，上循臂，乘肩髃，上曲颊偏齿；其别者，入耳合于宗脉。实则龋、聋，虚则齿寒、痹隔。取之所别也。

手少阳之别，名曰外关，去腕二寸，外绕臂，注胸中，合心主。病实则肘挛，虚则不收。取之所别也。

足太阳之别，名曰飞扬，去踝七寸，别走少阴。实则鼽窒、头背痛，虚则鼽衄。取之所别也。

足少阳之别，名曰光明，去踝五寸，别走厥阴，下络足跗。实则厥，虚则痿躄，坐不能起。取之所别也。

足阳明之别，名曰丰隆，去踝八寸，别走太阴；其别者，循胫骨外廉，上络头项，合诸经之气，下络喉嗌。其病：气逆则喉痹瘁喑，实则狂巅，虚则足不收，胫枯。取之所别也。

足太阴之别，名曰公孙，去本节之后一寸，别走阳明；其别者，入络肠胃。厥气上逆则霍乱，实则肠中切痛，虚则鼓胀。取之所别也。

足少阴之别，名曰大钟，当踝后绕跟，别走太阳；其别者，并经上走于心包，下外贯腰脊。其病：气逆则烦闷，实则闭癃，虚则腰痛。取之所别者也。

足厥阴之别，名曰蠡沟，去内踝五寸，别走少阳；其别者，循胫上睾，结于茎。其病：气逆则睾肿、卒疝，实则挺长，虚则暴痒。取之所别也。

任脉之别，名曰尾翳，下鸠尾，散于腹。实则腹皮痛，虚则痒搔。取之所别也。

督脉之别，名曰长强，挟膂上项，散头上，下当肩胛左右，别走太阳，入贯膂。实则脊强，虚则头重，高摇之。挟脊之有过者，取之所别也。

脾之大络，名曰大包，出渊腋下三寸，布胸胁。实则身尽痛，虚则百节尽皆纵。此脉若罢络之血者，皆取之脾之大络脉也。

凡此十五络者，实则必见，虚则必下，视之不见，求之上下，人经不同。络脉亦所别也。

◇ 第五节　经别第十一 ◇

足太阳之正，别入于腘中，其一道下尻五寸，别入于肛，属于膀胱，散之肾，循膂当心入散；直者，从膂上出于项，复属于太阳，此为一经也。足少阴之正，至腘中，别走太阳而合，上至肾，当十四椎，出属带脉；直者，系舌本，复出于项，合于太阳，此为一合。成以诸阴之别，皆为正也。

足少阳之正，绕髀入毛际，合于厥阴；别者，入季胁之间，循胸里，属胆，散之上肝，贯心，以上挟咽，出颐颔中，散于面，系目系，合少阳于外眦也。足厥阴之正，别跗上，上至毛际，合于少阳，与别俱行。此为二合也。

足阳明之正，上至髀，入于腹里，属胃，散之脾，上通于心，上循咽，出于口，上频颏，还系目系，合于阳明也。足太阴之正，上至髀，合于阳明，与别俱行，上结于咽，贯舌中。此为三合也。

手太阳之正，指地，别于肩解，入腋走心，系小肠也。手少阴之正，别入于渊腋两筋之间，属于心，上走喉咙，出于面，合目内眦。

此为四合也。

手少阳之正，指天，别于巅，入缺盆，下走三焦，散于胸中也。手心主之正，别下渊腋三寸，入胸中，别属三焦，出循喉咙，出耳后，合少阳完骨之下。此为五合也。

手阳明之正，从手循膺乳，别于肩髃，入柱骨下，走大肠，属于肺，上循喉咙，出缺盆，合于阳明也。手太阴之正，别入渊腋少阴之前，入走肺，散之太阳，上出缺盆，循喉咙，复合阳明。此六合也。

◇ 第六节　经筋第十三 ◇

足太阳之筋，起于足小指，上结于踝，邪上结于膝，其下循足外踝，结于踵，上循跟，结于腘；其别者，结于腨外，上腘中内廉，与腘中并上结于臀，上挟脊上项；其支者，别入结于舌本；其直者，结于枕骨，上头，下颜，结于鼻；其支者，为目上网，下结于顺；其支者，从腋后外廉，结于肩髃；其支者，入腋下，上出缺盆，上结于完骨；其支者，出缺盆，邪上出于顺。其病：小指支跟肿痛，腘挛，脊反折，项筋急，肩不举，腋支缺盆中纽痛，不可左右摇。治在燔针劫刺，以知为数，以痛为输。名曰仲春痹也。

足少阳之筋，起于小指次指，上结外踝，上循胫外廉，结于膝外廉；其支者，别起外辅骨，上走髀，前者结于伏兔之上，后者结于尻；其直者，上乘䏚季胁，上走腋前廉，系于膺乳，结于缺盆；直者，上出腋，贯缺盆，出太阳之前，循耳后，上额角，交巅上，下走颔，上结于颔；支者，结于目眦为外维。其病：小指次指支转筋，引膝外转筋，膝不可屈伸，腘筋急，前引髀，后引尻，即上乘眇季胁痛，上引缺盆膺乳颈，维筋急，从左之右，右目不开，上过右角，并跷脉而行，左络于右，故伤左角，右足不用，命曰维筋相交。治在燔针劫刺，以知为数，以痛为输。名曰孟春痹也。

足阳明之筋，起于中三指，结于跗上，邪外上加于辅骨，上结于膝外廉，直上结于髀枢，上循胁，属脊；其直者，上循骭，结于膝；其支者，结于外辅骨，合少阳；其直者，上循伏兔，上结于髀，聚于阴器，上腹而布，至缺盆而结，上颈，上挟口，合于颔，下结于鼻，上合于太阳，太阳为目上网，阳明为目下网；其支者，从颊结于耳前。其病：足中指支胫转筋，脚跳坚，伏兔转筋，髀前肿，㿉疝，腹筋急，引缺盆及颊，卒口僻，急者目不合，热则筋纵，目不开。颊筋有寒，则急引颊移口；有热则筋弛纵缓，不胜收，故僻。治之以马膏，膏其急者，以白酒和桂，以涂其缓者，以桑钩钩之，即以生桑灰置之坎中，高下以坐等，以膏熨急颊，且饮美酒，噉美炙肉，不饮酒者，自强也，为之三拊而已。治在燔针劫刺，以知为数，以痛为输。名曰季春痹也。

足太阴之筋，起于大指之端内侧，上结于内踝；其直者，络于膝内辅骨，上循阴股，结于髀，聚于阴器，上腹，结于脐，循腹里，结于肋，散于胸中；其内者，著于脊。其病足大指支，内踝痛，转筋痛，膝内辅骨痛，阴股引髀而痛，阴器纽痛，下引脐两胁痛，引膺中脊内痛。治在燔针劫刺，以知为数，以痛为输。名曰孟秋痹也。

足少阴之筋，起于小指之下，并足太阴之筋，邪走内踝之下，结于踵，与太阳之筋合，而上结于内辅之下，并太阴之筋而上循阴股，结于阴器，循脊内挟膂，上至项，结于枕骨，与足太阳之筋合。其病：足下转筋，及所过而结者皆痛及转筋。病在此者，主痫瘛及痉，在外者不能俯，在内者不能仰。故阳病者腰反折不能俯，阴病者不能仰。治在燔针劫刺，以知为数，以痛为输。在内者熨引饮药。此筋折纽，纽发数甚者，死不治。名曰仲秋痹也。

足厥阴之筋，起于大指之上，上结于内踝之前，上循胫，上结内辅之下，上循阴股，结于阴器，络诸筋。其病：足大指支，内踝之前痛，内辅痛，阴股痛转筋，阴器不用，伤于内则不起，伤于寒则阴缩入，伤于热则纵挺不收。治在行水清阴气。其病：转筋者，治在燔针劫刺，以知为数，以痛为输。名曰季秋痹也。

手太阳之筋，起于小指之上，结于腕，上循臂内廉，结于肘内锐骨之后，弹之应小指之上，入结于腋下；其支者，后走腋后廉，上绕肩胛，循颈出走太阳之前，结于耳后完骨；其支者，入耳中；直者，出耳上，下结于颔，上属目外眦。其病小指支，肘内锐骨后廉痛，循臂阴入腋下，腋下痛，腋后廉痛，绕肩胛引颈而痛，应耳中鸣，痛引颔，目瞑，良久乃得视，颈筋急则为筋瘘颈肿。寒热在颈者，治在燔针劫刺之，以知为数，以痛为输，其为肿者，复而锐之。本支者，上曲牙，循耳前，属目外眦，上颔，结于角。其痛：当所过者支转筋。治在燔针劫刺，以知为数，以痛为输。名曰仲夏痹也。

手少阳之筋，起于小指次指之端，结于腕，上循臂，结于肘，上绕臑外廉，上肩走颈，合手太阳；其支者，当曲颊入系舌本；其支者，上曲牙，循耳前，属目外眦，上乘颔，结于角。其病：当所过者即支转筋，舌卷。治在燔针劫刺，以知为数，以痛为输。名曰季夏痹也。

手阳明之筋，起于大指次指之端，结于腕，上循臂，上结于肘外，上臑，结于髃；其支者，绕肩胛，挟脊；直者，从肩髃上颈；其支者，上颊，结于顑；直者，上出手太阳之前，上左角，络头，下右颔。其病：当所过者支痛及转筋，肩不举，颈不可左右视。治在燔针劫刺，以知为数，以痛为输。名曰孟夏痹也。

手太阴之筋，起于大指之上，循指上行，结于鱼后，行寸口外侧，上循臂，结肘中，上臑内廉，入腋下，出缺盆，结肩前髃，上结缺盆，下结胸里，散贯贲，合贲下，抵季胁。其病：当所过者支转筋痛，甚成息贲，胁急吐血。治在燔针劫刺，以知为数，以痛为输。名曰仲冬痹也。

手心主之筋，起于中指，与太阴之筋并行，结于肘内廉，上臂阴，结腋下，下散前后挟胁；其支者，入腋，散胸中，结于臂。其病：当所过者支转筋，前及胸痛息贲。治在燔针劫刺，以知为数，以痛为输。名曰孟冬痹也。

手太阴之筋，起于小指之内侧，结于锐骨，上结肘内廉，上入腋，交太阴，挟乳里，结于胸中，循臂，下系于脐。其病：内急，心承伏梁，下为肘网。其病当所过者支转筋，筋痛。治在燔针劫刺，以知为数，以痛为输。其成伏梁唾血脓者，死不治。经筋之病，寒则反折筋急，热则筋弛纵不收，阴痿不用。阳急则反折，阴急则俯不伸。焠刺者，刺寒急也，热则筋纵不收，无用燔针。名曰季冬痹也。

足之阳明、手之太阳，筋急则口目为僻，眦急不能卒视，治皆如上方也。

◈ 第七节　海论第三十三 ◈

岐伯曰：胃者，水谷之海，其输上在气街，下至三里。冲脉者，为十二经之海，其输上在于大杼，下出于巨虚之上下廉。膻中者，为

上篇　针灸

017

气之海，其输上在于柱骨之上下，前在于人迎。脑为髓之海，其输上在于其盖，下在风府。

黄帝曰：凡此四海者，何利何害？何生何败？

岐伯曰：得顺者生，得逆者败。知调者利，不知调者害。

黄帝曰：四海之逆顺奈何？

岐伯曰：气海有余者，气满胸中，悗息面赤；气海不足，则气少不足以言。血海有余，则常想其身大，怫然不知其所病；血海不足，亦常想其身小，狭然不知其所病。水谷之海有余，则腹满；水谷之海不足，则饥不受谷食。髓海有余，则轻劲多力，自过其度；髓海不足，则脑转耳鸣，胫酸眩冒，目无所见，懈怠安卧。

黄帝曰：余已闻逆顺，调之奈何？

岐伯曰：审守其输而调其虚实，无犯其害，顺者得复，逆者必败。

黄帝曰：善。

◇ 第八节　五乱第三十四 ◇

黄帝曰：何为逆而乱？

岐伯曰：清气在阴，浊气在阳，营气顺脉，卫气逆行，清浊相干，乱于胸中，是谓大悗。故气乱于心，则烦心密嘿，俯首静伏；乱于肺，则俯仰喘喝，接手以呼；乱于肠胃，则为霍乱；乱于臂胫，则为四厥；乱于头，则为厥逆，头重眩仆。

黄帝曰：五乱者，刺之有道乎？

岐伯曰：气在于心者，取之手少阴、心主之输。气在于肺者，取之手太阴荥、足少阴输。气在于肠胃者，取之足太阴、阳明；不下者，取之三里。气在于头者，取之天柱、大杼；不知，取足太阳荥输。气在于臂足，取之先去血脉，后取其阳明、少阳之荥输。

黄帝曰：补泻奈何？

岐伯曰：徐入徐出，谓之导气，补泻无形，谓之同精，是非有余不足也，乱气之相逆也。

◈ 第九节　逆顺肥瘦第三十八 ◈

黄帝曰：愿闻人之白黑、肥瘦、小长，各有数乎？

岐伯曰：年质壮大，血气充盈，肤革坚固，因加以邪，刺此者，深而留之，此肥人也。广肩腋，项肉薄，厚皮而黑色，唇临临然，其血黑以浊，其气涩以迟，其为人也，贪于取与。刺此者，深而留之，多益其数也。

黄帝曰：刺瘦人奈何？

岐伯曰：瘦人者，皮薄色少，肉廉廉然，薄唇轻言，其血清气滑，易脱于气，易损于血。刺此者，浅而疾之。

黄帝曰：刺常人奈何？

岐伯曰：视其白黑，各为调之，其端正敦厚者，其血气和调。刺此者，无失常数也。

黄帝曰：刺壮士真骨者奈何？

岐伯曰：刺壮士真骨，坚肉缓节监监然，此人重则气涩血浊，刺此者，深而留之，多益其数；劲则气滑血清。刺此者，浅而疾之。

黄帝曰：刺婴儿奈何？

岐伯曰：婴儿者，其肉脆，血少气弱。刺此者，以毫针，浅刺而疾发针，日再可也。

❖ 第十节　背腧第五十一 ❖

黄帝问于岐伯曰：愿闻五脏之腧，出于背者。

岐伯曰：胸中大俞在杼骨之端，肺俞在三焦之间，心俞在五焦之间，膈俞在七焦之间，肝俞在九焦之间，脾俞在十一焦之间，肾俞在十四焦之间，皆挟脊相去三寸所，则欲得而验之，按其处，应在中而痛解，乃其俞也。

灸之则可，刺之则不可。气盛则泻之，虚则补之。以火补者，毋吹其火，须自灭也。以火泻之，疾吹其火，传其艾，须其火灭也。

❖ 第十一节　卫气第五十二 ❖

能别阴阳十二经者，知病之所生；知候虚实之所在者，能得病之高下；知六腑之气街者，能知解结契绍于门户；能知虚实之坚软者，知补泻之所在；能知六经标本者，可以无惑于天下。

足太阳之本在跟以上五寸中，标在两络命门。命门者，目也。足少阳之本在窍阴之间，标在窗笼之前。窗笼者，耳也。足少阴之本在内踝下上三寸中，标在背输与舌下两脉也。足厥阴之本在行间上五寸所，标在背俞也。足阳明之本在厉兑，标在人迎颊挟颃颡也。足太阴之本在中封前上四寸之中，标在背腧与舌本也。手太阳之本在外踝之后，标在命门之上一寸也。手少阳之本在小指次指之间上二寸，标在耳后上角下外眦也。手阳明之本在肘骨中，上至别阳，标在颜下合钳上也。手太阴之本在寸口之中，标在腋内动也。手少阴之本在锐骨之端，标在背俞也。手心主之本在掌后两筋之间二寸中，标在腋下下三寸也。

凡候此者，下虚则厥，下盛则热；上虚则眩，上盛则热痛。故实者绝而止之，虚者引而起之。

胸气有街，腹气有街，头气有街，胫气有街。故气在头者，止之于脑。气在胸者，止之膺与背俞。气在腹者，止之背俞与冲脉于脐左右之动脉者。气在胫者，止之于气街与承山、踝上以下。取此者用毫针，必先按而在久，应于手，乃刺而予之。所治者，头痛眩仆，腹痛中满暴胀，及有新积。痛可移者，易已也；积不痛，难已也。

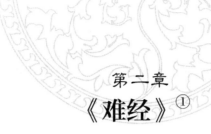

第二章
《难经》①

针灸推拿经典与歌赋必背

四十五难曰:《经》言八会者, 何也?

然: 腑会太仓, 脏会季胁, 筋会阳陵泉, 髓会绝骨, 血会膈俞, 骨会大杼, 脉会太渊, 气会三焦外一筋直两乳内也。热病在内者, 取其会之气穴也。

第六十八难曰: 五脏六腑, 皆有井、荥、输、经、合, 皆何所主?

然:《经》言所出为井, 所流为荥, 所注为输, 所行为经, 所入为合。井主心下满, 荥主身热, 输主体重节痛, 经主喘咳寒热, 合主逆气而泄。此五脏六腑井、荥、输、经、合所主病也。

六十九难曰:《经》言虚者补之, 实者泻之, 不虚不实, 以经取之, 何谓也?

然: 虚者补其母, 实者泻其子。当先补之, 然后泻之。不虚不实, 以经取之者, 是正经自生病, 不中他邪也, 当自取其经, 故言以经取之。

---

① 张永臣, 宋咏梅, 贾红玲主编. 齐鲁针灸医籍集成 (校注版) [M]. 北京: 科学出版社. 2017.

七十难曰：《经》言春夏刺浅，秋冬刺深者，何谓也？

然：春夏者，阳气在上，人气亦在上，故当浅取之。秋冬者，阳气在下，人气亦在下，故当深取之。

春夏各致一阴，秋冬各致一阳者，何谓也？

然：春夏温，必致一阴者，初下针，深而沉之至肾肝之部，得气，引持之阴也。秋冬寒，必致一阳者，初内针，浅而浮之至心肺之部，得气，推内之阳也。是谓春夏必致一阴，秋冬必致一阳。

七十一难曰：《经》言刺荣无伤卫，刺卫无伤荣，何谓也？

然：针阳者，卧针而刺之；刺阴者，先以左手摄按所针荣、俞之处，候气散乃内针。是谓刺荣无伤卫，刺卫无伤荣也。

七十二难曰：《经》言能知迎随之气，可令调之，调气之方，必在阴阳，何谓也？

然：所谓迎随者，知荣卫之流行，经脉之往来也，随其逆顺而取之，故曰迎随。调气之方，必在阴阳者，知其内外表里，随其阴阳而调之。故曰：调气之方，必在阴阳。

七十三难：诸井者，肌肉浅薄，气少不足使也。刺之奈何？

然：诸井者，木也；荣者，火也。火者，木之子。当刺井者，以荣泻之。故《经》言补者不可以为泻，泻者不可以为补。此之谓也。

七十四难曰：《经》言春刺井，夏刺荣，季夏刺输，秋刺经，冬刺合者，何谓也？

然：春刺井者，邪在肝；夏刺荣者，邪在心；季夏刺输者，邪在脾；秋刺经者，邪在肺；冬刺合者，邪在肾。

其肝、心、脾、肺、肾，而系于春、夏、秋、冬者，何也？

然：五脏一病辄有五也，假令肝病，色青者，肝也；臊臭者，肝也；喜酸者，肝也；喜呼者，肝也；喜泣者，肝也；其病众多，不可尽言也。四时有数，而并系于春、夏、秋、冬者也。针之要妙，在于秋毫者也。

七十五难曰：《经》言东方实，西方虚，泻南方，补北方，何谓也？

然：金、木、水、火、土，当更相平。东方木也，西方金也。木欲实，金当平之；火欲实，水当平之；土欲实，木当平之；金欲实，火当平之；水欲实，土当平之。东方肝也，则知肝实；西方肺也，则知肺虚。泻南方火，补北方水。南方火，火者，木之子也；北方水，水者，木之母也。水胜火，子能令母实，母能令子虚，故泻火补水，欲令金不得平木也。《经》曰：不能治其虚，何问其余？此之谓也。

七十六难曰：何谓补泻？当补之时，何所取气？当泻之时，何所置气？

然：当补之时，从卫取气；当泻之时，从荣置气。其阳气不足，阴气有余，当先补其阳，而后泻其阴；阴气不足，阳气有余，当先补其阴，而后泻其阳。荣卫通行，此其要也。

七十七难曰：《经》言上工治未病，中工治已病者，何谓也？

然：所谓治未病者，见肝之病，则知肝当传之与脾，故先实其脾气，无令得受肝之邪，故曰治未病焉。中工治已病者，见肝之病，不晓相传，但一心治肝，故曰治已病也。

七十八难曰：针有补泻，何谓也？

然：补泻之法，非必呼吸出内针也。知为针者，信其左；不知为针者，信其右。当刺之时，先以左手压按所针荣腧之处，弹而努之，爪而下之，其气之来，如动脉之状，顺针而刺之。得气，因推而内之，是谓补；动而伸之，是谓泻。不得气乃与，男外女内；不得气，是谓十死不治也。

七十九难曰：《经》言迎而夺之，安得无虚？随而济之，安得无实？虚之与实，若得若失；实之与虚，若有若无，何谓也？

然：迎而夺之者，泻其子也；随而济之者，补其母也。假令心病，泻手心主输，是谓迎而夺之者也；补手心主井，是谓随而济之者也。所谓实之与虚者，牢濡之意也。气来实牢者为得，濡虚者为失。故曰若得若失也。

八十难曰：《经》言有见如入，有见如出者，何谓也？

然：所谓有见如入者，谓左手见气来至乃内针，针入见气尽乃出针，是谓有见如入，有见如出也。

第三章
《针灸甲乙经》①

第一节
◇ 卷之九·大寒内薄骨髓阳逆发头痛第一 ◇

黄帝问曰：病头痛，数岁不已，此何病也？

岐伯对曰：当有所犯大寒，内至骨髓，骨髓者，以脑为主，脑逆，故令头痛，齿亦痛。

阳逆头痛，胸满不得息，取人迎。

厥头痛，面若肿起而烦心，取足阳明、太阳。

厥头痛，脉痛，心悲喜泣，视头动脉反盛者，乃刺之，尽去血，后调足厥阴。

厥头痛，噫，善忘，按之不得，取头面左右动脉，后取足太阳
（一作阴）。

厥头痛，员员而痛，泻头上五行，行五，先取手少阴，后取足少阴。

头痛，项先痛，腰脊为应，先取天柱，后取足太阳。

---

① 山东中医药大学（原山东中医学院)校释. 针灸甲乙经校释（上、下册）［M］. 第二版. 北京：人民卫生出版社. 2014.

厥头痛，痛甚，耳前后脉骨（一本作涌）热，先泻其血，后取足太阳、少阴（一本亦作阳）。

厥头痛，痛甚，耳前后脉涌有热，泻其血，后取足少阳。

真头痛，痛甚，脑尽痛，手足寒至节，死不治。

头痛不可取于俞，有所击坠，恶血在内，若内伤痛，痛未已，可即刺之，不可远取。

头痛不可刺者，大痹为恶风日作者，可令少愈，不可已。

头寒痛，先取手少阳、阳明，后取足少阳、阳明。

颔痛，刺手阳明与颔之盛脉出血。

头项不可俯仰，刺足太阳；不可顾，刺手太阳。

颔痛，刺足阳明曲周动脉见血，立已；不已，按经刺人迎，立已。

头痛，目窗及天冲、风池主之。

厥头痛，孔最主之。

厥头痛，面肿起，商丘主之。

第二节
◇ 卷之九·肾小肠受病发腹胀腰痛引背少腹控睾第八 ◇

邪在肾，则病骨痛阴痹。阴痹者，按之而不得，腹胀腰痛，大便难，肩背颈项强痛，时眩，取之涌泉、昆仑，视有血者，尽取之。

少腹控睾引腰脊，上冲心肺，邪在小肠也。小肠者，连睾系，属于脊，贯肝肺，络心系。气盛则厥逆，上冲肠胃，熏肝肺，散于胸，结于脐，故取肓原以散之，刺太阴以予之，取厥阴以下之，取巨虚下廉以去之，按其所过之经以调之。

小肠病者，少腹痛，腰脊控睾而痛，时窘之后，耳前热，若寒甚，若独肩上热甚，及手小指次指间热，若脉陷者，此其候也。

黄帝问曰：有病厥者，诊右脉沉坚，左手浮迟，不知病生安在？

岐伯对曰：冬诊之，右脉固当沉坚，此应四时；左脉浮迟，此逆四时。左当主病，诊左在肾，颇在肺，当腰痛。

问曰：何以言之？

对曰：少阴脉贯肾络肺，今得肺脉，肾为之病，故为腰痛。

足太阳脉令人腰痛，引项脊尻背如肿状，刺其郄中太阳正经去血，春无见血。

少阳令人腰痛，如以针刺其皮中，循循然不可俯仰，不可以左右顾。刺少阳盛骨之端出血，盛骨在膝外廉之骨独起者，夏无见血。

阳明令人腰痛，不可以顾，顾如有见者，善悲。刺阳明于胻前三痏，上下和之出血，秋无见血。

足少阴令人腰痛，痛引脊内廉。刺足少阴於内踝上二痏，春无见血，若出血太多，虚不可复。

厥阴之脉令人腰痛，腰中如张弓弩弦。刺厥阴之脉，在刺厥阴之脉，在腨踵鱼腹之外，循之累累然乃刺之。其病令人善言，默默然不慧，刺之三痏。

解脉令人腰痛，痛引肩，目䀮䀮然，时遗溲。刺解脉在膝筋分肉间，在郄外廉之横脉出血，血变而止。

同阴之脉令人腰痛，腰如小锤居其中，怫然肿。刺同阴之脉，在外踝上绝骨之端，为三痏。

解脉令人腰痛如裂，常如折腰之状，善怒。刺解脉，在郄中结络

春满杏林

针灸推拿经典与歌赋必背

如黍米，刺之血射以黑，见赤血乃已。

阳维之脉令人腰痛，痛上怫然肿。刺阳维之脉，脉与太阳合腨下间，去地一尺所。

衡络之脉令人腰痛，得俯不得仰，仰则恐仆。得之举重伤腰，衡络绝伤，恶血归之。刺之在郄阳之筋间，上郄数寸衡居，为二痏出血。

会阴之脉令人腰痛，痛上漯然汗出，汗干令人欲饮，饮已欲走。刺直阳之脉上三痏，在跷上郄下三寸所横居，视其盛者出血。

飞阳之脉令人腰痛，痛上怫然，甚则悲以恐。刺飞阳之脉，在内踝上二寸，少阴之前与阴维之会。

昌阳之脉，令人腰痛，痛引膺，目䀮䀮然，甚则反折，舌卷不能言。刺内筋为二痏，在内踝上大筋后，上踝一寸所。

散脉令人腰痛而热，热甚而烦，腰下如有横木居其中，甚则遗溲。刺散脉在膝前骨肉分间，络外廉束脉为三痏。

肉里之脉令人腰痛，不可以咳，咳则筋挛急。刺肉里之脉为二痏，在太阳之外，少阳绝骨之端。

腰痛夹脊而痛，至头几几然，目䀮䀮欲僵仆。刺足太阳郄中出血。

腰痛引少腹控䏚，不可以俯仰。刺腰尻交者，两髁胂上，以月死生为痏数，发针立已。

腰痛上寒，取足太阳、阳明；痛上热，取足厥阴；不可以俯仰，取足少阳；中热而喘，取足少阴、郄中血络。

腰痛上寒，实则脊急强，长强主之。

少腹痛控睾引腰脊，疝痛，上冲心，腰脊强，溺难黄赤，口干，小肠俞主之。

腰脊痛强引背少腹，俯仰难，不得仰息，脚痿重，尻不举，溺赤，腰以下至足清不仁，不可以坐起，膀胱俞主之。

腰痛不可以俯仰，中膂俞主之。

腰足痛而清，善伛，睾跳骞，上髎主之。

腰痛怏怏不可以俯仰，腰以下至足不仁，入脊腰背寒，次髎主之。先取缺盆，后取尾骶与八髎。

腰痛，大便难，飧泄，腰尻中寒，中髎主之。

腰痛脊急，胁下满，小腹坚急，志室主之。

腰脊痛，恶寒，少腹满坚，癃闭下重，不得小便，胞肓主之。

腰痛骶寒，俯仰急难，阴痛下重，不得小便，秩边主之。

腰痛控睾小腹及股，卒俯不得仰，刺气冲。

腰痛不得转侧，章门主之。

腰痛不可以久立俯仰，京门及行间主之。

腰痛引少腹，居髎主之。

肾腰痛不可俯仰，阴陵泉主之。

腰痛少腹满，小便不利如癃状，羸瘦，意恐惧，气不足，腹中悒悒，太冲主之。

腰痛，少腹痛，阴包主之。

腰痛大便难，涌泉主之。

实则闭癃，凄凄腰脊痛，宛转，目循循然，嗜卧，口中热；虚则腰痛，寒厥，烦心闷，大钟主之。

腰痛引脊内廉，复溜主之。春无见血，若太多，虚不可复。

腰痛，不能举足，少坐若下车踬地，胫中娇娇然，申脉主之。

腰痛如小锤居其中，怫然肿痛，不可以咳，咳则筋缩急，诸节痛，上下无常，寒热，阳辅主之。

腰痛不可举，足跟中踝后痛，脚痿，仆参主之。

腰痛夹脊至头几几然，目䀮䀮然，委中主之。

腰痛得俯不得仰，仰则恐仆，得之举重，恶血归之，殷门主之。

腰脊痛尻臀股阴寒大痛，虚则血动，实则并热痛，痔痛，尻睳中肿，大便直出，承扶主之。

第四章

《针经指南》

◈ 第一节　标幽赋①◈

　　拯救之法，妙用者针。察岁时于天道，定形气于予心。春夏瘦而刺浅，秋冬肥而刺深。不穷经络阴阳，多逢刺禁；既论脏腑虚实，须向经寻。原夫起自中焦，水初下漏。太阴为始，至厥阴而方终；穴出云门，抵期门而最后。正经十二，别络走三百余支；正侧偃伏，气血有六百余候。手足三阳，手走头而头走足；手足三阴，足走腹而胸走手。

　　要识迎随，须明逆顺。况夫阴阳，气血多少为最。厥阴、太阳，少气多血；太阴、少阴，少血多气；而又气多血少者，少阳之分；气盛血多者，阳明之位。先详多少之宜，次察应至之气。轻滑慢而未来，沉涩紧而已至。既至也，量寒热而留疾；未至也，据虚实而候气。气之至也，若鱼吞钩饵之沉浮；气未至也，似燕处幽堂之深邃。气速至而效速，气迟至而不治。

　　观夫九针之法，毫针最微。七星上应，众穴主持。本形金也，有

---

①　张永臣，宋咏梅，贾红玲主编. 齐鲁针灸医籍集成（校注版）［M］. 北京：科学出版社. 2017.

蠲邪扶正之道；短长水也，有决凝开滞之机；定刺象木，或斜或正；口藏比火，进阳补羸。循机扪塞以象土，实应五行而可知。然是一寸六分，包含妙理；虽细拟于毫发，同贯多歧。可平五脏之寒热，能调六腑之虚实。拘挛闭塞，遣八邪而去矣；寒热痛痹，开四关而已之。凡刺者，使本神朝而后入；既刺也，使本神定而气随。神不朝而勿刺，神已定而可施。定脚处，取气血为主意；下手处，认水木是根基。天地人三才也，涌泉同璇玑、百会；上中下三部也，大包与天枢、地机。阳跷、阳维并督脉，主肩背腰腿在表之病；阴跷、阴维、任、带、冲，去心腹胁肋在里之疑。二陵、二跷、二交，似续而交五大；两间、两商、两井，相依而列两支。足见取穴之法，必有分寸；先审自意，次观肉分。或屈伸而得之，或平直而安定。在阳部筋骨之侧，陷下为真；在阴分郄腘之间，动脉相应。取五穴用一穴而必端，取三经用一经而可正。头部与肩部详分，督脉与任脉易定。明标与本，论刺深刺浅之经；住痛移疼，取相交相贯之径。

岂不闻，脏腑病而求门、海、俞、募之微；经络滞而求原、别、交、会之道。更穷四根三结，依标本而刺无不痊；但用八法五门，分主客而针无不效。八脉始终连八会，本是纪纲；十二经络十二原，是为枢要。一日刺六十六穴之法，方见幽微；一时取十二经之原，始知要妙。

原夫补泻之法，非呼吸而在手指；速效之功，要交正而识本经。交经缪刺，左有病而右畔取；泻络远针，头有病而脚上针。巨刺与缪刺各异，微针与妙刺相通。观部分，而知经络之虚实；视沉浮，而辨脏腑之寒温。且夫先令针耀，而虑针损；次藏口内，而欲针温。目无外视，手如握虎；心无内慕，如待贵人。左手重而多按，欲令气散；右手轻而徐入，不痛之因。空心恐怯，直立侧而多晕；背目沉掐，坐卧平而沉昏。推于十干十变，知孔穴之开阖；论其五行五脏，察日时之旺衰。伏如横弩，应若发机。

阴交、阳别而定血晕，阴跷、阴维而下胎衣。痹厥偏枯，迎随俾经络接续；漏崩带下，温补使气血依归，静以久留，停针待之。必准者，取照海治喉中之闭塞；端的处，用大钟治心内之呆痴。大抵疼痛实泻，痒麻虚补。体重节痛而俞居，心下痞满而井主。心胀咽痛，针太冲而必除；脾痛胃疼，泻公孙而立愈。胸满腹痛刺内关，胁疼肋痛针飞虎。筋挛骨痛而补魂门；体热劳嗽而泻魄户。头风头痛，刺申脉与金门；眼痒眼痛，泻光明于地五。泻阴郄，止盗汗，治小儿骨蒸；刺偏历，利小便，医大人水蛊。中风环跳而宜刺，虚损天枢而可取。由是午前卯后，太阴生而疾温；离左酉南，月朔死而速冷。循扪弹怒，留吸母而坚长；爪下伸提，疾呼子而嘘短。动退空歇，迎夺右而泻凉；推纳进搓，随济左而补暖。

慎之！大患危疾，色脉不顺而莫针；寒热风阴，饥饱醉劳而切忌。望不补而晦不泻，弦不夺而朔不济。精其心而穷其法，无灸艾而坏其肝；正其理而求其原，免投针而失其位。避灸处而和四肢，四十有九；禁刺处而除六俞，二十有二。

抑又闻，高皇抱疾未瘥，李氏针巨阙而后苏；太子暴死为厥，越人针维会而复醒。肩井、曲池，甄权刺臂痛而复射；悬钟、环跳，华佗刺躄足而立行。秋夫针腰俞而鬼免沉疴；王纂针交俞而妖精立出。刺肝俞与命门，使瞽士视秋毫之末；取少阳与交别，俾聋夫听夏蚋之声。

嗟夫！去圣逾远，此道渐坠。或不得意而散其学，或衍其能而犯禁忌。愚庸志浅，难契于玄言；至道渊深，得之者有几。偶述斯言，不敢示诸明达者焉，庶几乎童蒙之心启。

春满杏林
针灸推拿经典与歌赋必背

第二节　通玄指要赋[①]

必欲治病，莫如用针。巧运神机之妙，工开圣理之深。外取砭针，能蠲邪而扶正；中含水火，善回阳而倒阴。

原夫络别支殊，经交错综。或沟池溪谷之歧异，或山海丘陵而隙共。斯流派以难揆，在条纲而有统。理繁而昧，纵补泻以何功；法捷而明，自迎随而得用。

且如行步难移，太冲最奇。人中除脊膂之强痛，神门去心性之呆痴。风伤项急，始求于风府；头晕目眩，要觅于风池。耳闭须听会而治也，眼痛则合谷以推之。胸结身黄，取涌泉而即可；脑昏目赤，泻攒竹以偏宜。若两肘之拘挛，仗曲池而平扫；四肢之懈惰，凭照海以消除。牙齿痛吕细堪治，颈项强承浆可保。太白宣导于气冲，阴陵开通于水道。腹膜而胀，夺内庭兮休迟；筋转而疼，泻承山而在早。

大抵脚腕痛，昆仑解愈；股膝疼，阴市能医。痫发癫狂兮，凭后溪而疗理；疟生寒热兮，仗间使以扶持。期门罢胸满血膨而可已，劳宫退胃翻心痛亦何疑。稽夫大敦去七疝之偏坠，王公谓此；三里却五劳之羸瘦，华老言斯。

固知腕骨祛黄，然谷泻肾。行间治膝肿、目疾，尺泽去肘疼、筋紧。目昏不见，二间宜取；鼻窒无闻，迎香可引。肩井除两臂难任，丝竹疗头疼痛不忍。咳嗽寒痰，列缺堪治；眵臟冷泪，临泣尤准。髋

---

① 张永臣,宋咏梅,贾红玲主编. 齐鲁针灸医籍集成（校注版）［M］. 北京：科学出版社. 2017.

骨将腿疼以祛残，肾俞把腰疼而泻尽。以见越人治尸厥于维会，随手而苏；文伯泻死胎于阴交，应针而陨。

圣人于是察麻与痛，分实与虚。实则自外而入也，虚则自内而出欤。是故济母而裨其不足，夺子而平其有余。观二十七之经络，一一明辨；据四百四之疾症，件件皆除。故得夭枉都无，跻斯民于寿域；几微已判，彰往古之玄书。

抑又闻：心胸病，求掌后之大陵；肩背患，责肘前之三里。冷痹肾败，取足阳明之土；连脐腹痛，泻足少阴之水。脊间心后者，针中渚而立痊；胁下肋边者，刺阳陵而即止。头项痛，拟后溪以安然；腰脚疼，在委中而已矣。夫用针之士，于此理苟能明焉；收祛邪之功，而在乎捻指。

春满杏林

针灸推拿经典与歌赋必背

第五章
《针灸大全》①

》 第一节 金针赋 《

　　观夫针道，捷法最奇。须要明于补泻，方可起于倾危。先分病之
上下，次定穴之高低。头有病而足取之，左有病而右取之。男子之
气，早在上而晚在下，取之必明其理；女子之气，早在下而晚在上，
用之必识其时。午前为早属阳，午后为晚属阴。男女上下，凭腰分
之。手足三阳，手走头而头走足；手足三阴，足走腹而胸走手。阴升
阳降，出入之机。逆之者为泻、为迎，顺之者为补、为随。春夏刺浅
者以瘦，秋冬刺深者以肥。更观元气厚薄，浅深之刺尤宜。

　　原夫补泻之法，妙在呼吸手指。男子者大指进前左转，呼之为补；
退后右转，吸之为泻；提针为热，插针为寒。女子者大指退后右转，
吸之为补；进前左转，呼之为泻；插针为热，提针为寒。左与右有异，
胸与背不同。午前者如此，午后者反之。是故爪而切之，下针之法；
摇而退之，出针之法；动而进之，催针之法；循而摄之，行气之法。
搓而去病，弹则补虚。肚腹盘旋，扪为穴闭。重沉豆许曰按，轻浮豆
许曰提。一十四法，针要所备。补者一退三飞，真气自归；泻者一飞
三退，邪气自避。补则补其不足，泻则泻其有余。有余者为肿、为痛

---

① （明）徐凤编. 针灸大全［M］. 北京：人民卫生出版社. 1958.

曰实，不足者为痒、为麻曰虚。气速效速，气迟效迟。死生贵贱，针下皆知，贱者硬而贵者脆，生者涩而死者虚，候之不至，必死无疑。

且夫下针之法，先须爪按，重而切之；次令咳嗽一声，随咳下针。凡补者呼气，初针刺至皮内，乃曰天才；少停进针，刺至肉内，是曰人才；又停进针，刺至筋骨之间，名曰地才，此为极处，就当补之。再停良久，却须退针至人之分，待气沉紧，倒针朝病。进退往来，飞经走气，尽在其中矣。凡泻者吸气，初针至天，少停进针，直至于地，得气泻之。再停良久，却须退针，复至于人，待气沉紧，倒针朝病，法同前矣。其或晕针者，神气虚也，以针补之，以袖掩之，口鼻气回，热汤与之。略停少顷，依前再施。

及夫调气之法，下针至地之后，复人之分。欲气上行，将针右捻；欲气下行，将针左捻。欲补先呼后吸，欲泻先吸后呼。气不至者，以手循、摄，以爪切、掐，以针摇动，进捻搓弹，直待气至。以龙虎升腾之法，按之在前，使气在后；按之在后，使气在前，运气走至疼痛之所。以纳气之法，扶针直插，复向下纳，使气不回。若关节阻涩，气不过者，以龙虎龟凤，通经接气大段之法，驱而运之，仍以循摄爪切，无不应矣，此通仙之妙。

况夫出针之法，病势既退，针气微松；病未退者，针气如根，推之不动，转之不移，此为邪气吸拔其针，乃真气未至，不可出。出之者，其病即复，再须补泻，停以待之，直候微松，方可出针豆许，摇而停之。补者吸之去疾，其穴急扪；泻者呼之去徐，其穴不闭。欲令腠密，然后吸气；故曰：下针贵迟，太急伤血；出针贵缓，太急伤气。以上总要，于其尽矣。

考夫治病，其法有八。一曰烧山火，治顽麻冷痹。先浅后深，用九阳而三进三退，慢提紧按，热至，紧闭插针，除寒之有准。二曰透天凉，治肌热骨蒸。先深后浅，用六阴而三出三入，紧提慢按，徐徐举针，退热之可凭。皆细细搓之，去病准绳。三曰阳中隐阴，先寒后热。浅而深，以九六之法，则先补后泻也。四曰阴中隐阳，先热后寒。深而浅，以六九之方，则先泻后补也。补者直须热至，泻者务待寒侵，犹如搓线，慢慢转针。法其浅则用浅，法在深则用深，二者不可兼而紊之也。五曰子午捣臼，治水蛊膈气。落穴之后，调气均匀，针行上下，九入六出，左右转之，十遭自平。六曰进气之诀，腰背肘膝痛，浑身走注疼。刺九分，行九补，卧针五七吸，待上行。亦可龙虎交战，左捻九而右捻六，是亦住痛之针。七曰留气之诀，治痃癖癥瘕。刺七分，用纯阳，然后乃直插针，气来深刺，提针再停。八曰抽添之诀，治瘫痪疮癞。取其要穴，使九阳得气，提按搜寻，大要运气周遍，扶针直插，复向下纳，回阳倒阴，指下玄微，胸中活法，一有未应，反复再施。

若夫过关过节，催运气血，以飞经走气，其法有四。一曰青龙摆尾，如扶船舵，不进不退，一左一右，慢慢拨动。二曰白虎摇头，似手摇铃，退方进圆，兼之左右，摇而振之。三曰苍龟探穴，如入土之象，一退三进，钻剔四方。四曰赤凤迎源，展翅之仪，入针至地，提针至天，候针自摇，复进其元，上下左右，四围飞旋，病在上吸而退之，病在下呼而进之。

至夫久患偏枯，通经接气之法有定息寸数。手足三阳，上九而下十四，过经四寸；手足三阴，上七而下十二，过经五寸。在乎摇动出纳，呼吸同法，驱运气血，顷刻周流，上下通接，可使寒者暖而热者凉，痛者止而胀者消，若开渠之决水，立时见功，何倾危之不起哉？虽然病有三因，皆从气血；针分八法，不离阴阳。盖经络昼夜之循环，呼吸往来之不息。和则身体康健，否则疾病竞生。譬如天下，国家地方，山海田园，江河溪谷，值岁时风雨均调，则水道疏利，民安物阜。其或一方一所，风雨不均，遭以旱涝，使水道涌竭不同，灾伤遂至。人之气血，受病三因，亦犹方所之干旱涝也。盖针砭所以通经脉，均气血，蠲邪扶正，故曰捷法最奇者哉。

嗟夫！轩岐古远，卢扁久亡，此道幽深，非一言而可尽。斯文细密，非久习而能通。岂世上之常辞，庸流之泛术，得之者若科之及第而悦于心，用之者如射之发中而应于目。述自先贤，传之后学，用针之士，有志于斯。果能洞造玄微，而尽其精妙，则世之伏枕之疴，有缘者遇针，其病皆随手而愈矣。

◇ 第二节　席弘赋 ◇

凡欲行针须审穴，要明补泻迎随诀。

胸背左右不相同，呼吸阴阳男女别。

气刺两乳求太渊，未应之时泻列缺。

列缺头痛及偏正，重泻太渊无不应。

耳聋气痞听会针，迎香穴泻功如神。

谁知天突治喉风，虚喘须寻三里中。

手连肩脊痛难忍，合谷针时要太冲。

曲池两手不如意，合谷下针宜仔细。

心痛手颤少海间，若要根除觅阴市。

但患伤寒两耳聋，金门听会疾如风。

五般肘痛寻尺泽，太渊针后却收功。

手足上下针三里，食癖气块凭此取。
鸠尾能治五般痫，若下涌泉人不死。
胃中有积刺璇玑，三里功多人不知。
阴陵泉治心胸满，针到承山饮食思。

大杼若连长强寻，小肠气痛即行迟。
委中专治腰间痛，脚膝肿时寻至阴。
气滞腰痛不能立，横骨大都宜急救。
气海专能治五淋，更针三里随呼吸。
期门穴主伤寒患，六日过经犹未汗。
但向乳根二肋间，又治妇人生产难。
耳内蝉鸣腰欲折，膝下明存三里穴。
若能补泻五会间，且莫逢人容易说。
睛明治眼未效时，合谷光明安可缺。
人中治癫功最高，十三鬼穴不须饶。
水肿水分兼气海，皮内随针气自消。
冷嗽先宜补合谷，却须针泻三阴交。
牙齿腰痛并咽痹，二间阳溪疾怎逃。
更有三间肾俞妙，善除肩背浮风劳。
若针肩井须三里，不刺之时气未调。
最是阳陵泉一穴，膝间疼痛用针烧。

委中腰痛脚挛急，取得其经血自调。
脚痛膝肿针三里，悬钟二陵三阴交。
更向太冲须引气，指头麻木自轻飘。

转筋目眩针鱼腹，承山昆仑立便消。

肚痛须是公孙妙，内关相应必然瘳。

冷风冷痹疾难愈，环跳腰间针与烧。

风府风池寻得到，伤寒百病一时消。

阳明二日寻风府，呕吐还须上脘疗。

妇人心痛心俞穴，男子疝痛三里高。

小便不禁关元好，大便闭涩大敦烧。

髋骨腿痛三里泻，复溜气滞便离腰。

从来风府最难针，却用工夫度浅深。

倘若膀胱气未散，更宜三里穴中寻。

若是七疝小腹痛，照海阴交曲泉针。

又不应时求气海，关元同泻效如神。

小肠气撮痛连脐，速泻阴交莫在迟。

良久涌泉针取气，此中玄妙少人知。

小儿脱肛患多时，先灸百会次鸠尾。

久患伤寒肩背痛，但针中渚得其宜。

肩上痛连脐不休，手中三里便须求。

下针麻重即须泻，得气之时不用留。

腰连胯痛急必大，便于三里攻其隘。

下针一泻三补之，气上攻噎只管在。

噎不住时气海灸，定泻一时立便瘥。

补自卯南转针高，泻从卯北莫辞劳。

逼针泻气令须吸，若补随呼气自调。

左右捻针寻子午，抽针泻气自迢迢。

用针补泻分明说，更用搜穷本与标。

咽喉最急先百会，太冲照海及阴交。

学者潜心更熟读，席弘治病最名高。

◇ 第三节　马丹阳天星十二穴并治杂病歌 ◇

三里内庭穴，曲池合谷接。

委中配承山，太冲昆仑穴。

环跳与阳陵，通里并列缺。

有时单用一，有时两穴同。

合担用法担，合截用法截。

三百六十穴，不出十二诀。

治病如神灵，浑如汤泼雪。

北斗降直机，金锁教开彻。

至人可传授，匪人莫浪说。

足三里

三里足膝下，三寸两筋间。

能除心腹痛，善治胃中寒。

肠鸣并泄泻，肿满在脚胫。

伤寒羸瘦损，气蛊疾诸般。

人过三旬后，针灸眼重观。

取穴举足取，去病不为难。

内庭

内庭足指内，胃脘属阳明。
善疗四肢厥，喜静恶闻声。
耳内鸣喉痛，数欠及牙痛。
疟疾不思食，针后便惺惺。

曲池

曲池曲肘里，曲骨陷中求。
能治肘中痛，偏风半不收。
弯弓开不得，臂瘓怎梳头。
喉闭促欲死，发热更无休。
遍身风疙瘩，针后实时瘥。

合谷

合谷在虎口，两指岐骨间。
头痛并面肿，疟疾热又寒。
体热身汗出，目暗视朦胧。
牙痛并鼻衄，口禁更难言。
针入看深浅，令人病自安。

委中

委中曲腘里，动脉正中央。
腰重不能举，沉沉挟脊梁。

风痫及筋转，热病不能当。
膝头难伸屈，针入即安康。

承山

承山在鱼腰，腨肠分肉间。
善理腰疼痛，痔疾大便难。
胫软并足肿，两足尽寒酸。
霍乱转筋急，穴中刺便安。

太冲

太冲足大指，节后三寸中。
动脉知生死，能除惊痫风。
咽喉肿心胀，两足不能动。
七疝偏坠肿，眼目似云朦。
亦能疗腰痛，针下有神功。

昆仑

昆仑足外踝，后跟微脉寻。
膊重腰尻痛，阳踝更连阴。
头痛脊背急，暴喘满中心。
踏地行不得，动足即呻吟。
若欲求安好，须寻此穴针。

环跳

环跳在髀枢，侧卧下足舒。

上足屈乃得，针能废毒躯。

冷风并冷痹，身体似缠拘。

腿重腨痛甚，屈伸转侧嘘。

有病须针灸，此穴最苏危。

阳陵泉

阳陵泉膝下，外廉一寸中。

膝肿并麻木，起坐腰背重。

面肿胸中满，冷痹与偏风。

努力坐不得，起卧似衰翁。

针入五分后，神功实不同。

通里

通里腕侧后，掌后一寸中。

欲言言不出，懊恼在心中。

实则四肢重，头腮面颊红。

平声仍欠数，喉闭气难通。

虚则不能食，咳嗽面无容。

毫针微微刺，方信有神功。

列缺

列缺腕侧上，次指手交叉。

专疗偏头患，偏风肘木麻。

痰涎频壅上，口噤不开牙。

若能明补泻，应手疾如拿。

春满杏林

针灸推拿经典与歌赋必背

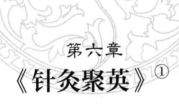

第六章
《针灸聚英》①

》第一节 百证赋《

百证腧穴，再三用心。囟会连于玉枕，头风疗以金针。悬颅、颔厌之中，偏头痛止；强间、丰隆之际，头痛难禁。原夫面肿虚浮，须仗水沟、前顶；耳聋气闭，全凭听会、翳风。面上虫行有验，迎香可取；耳中蝉噪有声，听会堪攻。目眩兮，支正、飞扬；目黄兮，阳纲、胆俞。攀睛攻少泽、肝俞之所，泪出刺临泣、头维之处。目中漠漠，即寻攒竹、三间；目觉䀮䀮，急取养老、天柱。观其雀目肝气，睛明、行间而细推；审他项强伤寒，温溜、期门而主之。廉泉、中冲，舌下肿痛堪取；天府、合谷，鼻中衄血直追。耳门、丝竹空，住牙痛于顷刻；颊车、地仓穴，正口㖞于片时。喉痛兮，液门、鱼际去疗；转筋兮，金门、丘墟来医。阳谷、侠溪，颔肿口噤并治；少商、曲泽，血虚口渴同施。通天去鼻内无闻之苦，复溜祛舌干口燥之悲。哑门、关冲，舌缓不语而要紧；天鼎、间使，失音嗫嚅而休迟。太冲泻唇歪以速愈，承浆泻牙痛而即移。项强多恶风，束骨相连于天柱；热病汗不出，大都更接于经渠。

① （明）高武. 针灸聚英［M］. 上海：上海科学技术出版社. 1961.

且如两臂顽麻，少海就傍于三里；半身不遂，阳陵远达于曲池。建里、内关，扫尽胸中之苦闷；听宫、脾俞，祛残心下之悲凄。久知胁肋疼痛，气户、华盖有灵；腹内肠鸣，下脘、陷谷能平。胸胁支满何疗？章门、不容细寻；膈痛饮蓄难禁，膻中、巨阙便针。胸满更加噎塞，中府、意舍所行；胸膈停留瘀血，肾俞、巨髎宜征。胸满项强，神藏、璇玑已试；背连腰痛，白环委中曾经。

脊强兮水道、筋缩，目眴兮颧髎、大迎。痉病非颅息而不愈，脐风须然谷而易醒。委阳、天池，腋肿针而速散；后溪、环跳，腿痛刺而即轻。梦魇不宁，厉兑相谐于隐白；发狂奔走，上脘同起于神门。惊悸怔忡，取阳交、解溪勿误；反张悲哭，仗天冲、大横须精。癫疾必身柱、本神之令，发热仗少冲、曲池之津。岁热时行，陶道复求肺俞理；风痫常发，神道须还心俞宁。

寒湿、湿热下髎定，厥寒厥热涌泉清。寒栗恶寒，二间疏通阴郄暗；烦心呕吐，幽门闭彻玉堂明。行间、涌泉，主消渴之肾竭；阴陵、水分，去水肿之脐盈。痨瘵传尸，趋魄户、膏肓之路；中邪霍乱，寻阴谷、三里之程。治疸消黄，谐后溪、劳宫而看；倦言嗜卧，往通里、大钟而明。咳嗽连声，肺俞须迎天突穴；小便赤涩，兑端独泻太阳经。刺长强和承山，善主肠风新下血；针三阴与气海，专司白浊久遗精。且如肓俞、横骨，泻五淋之久积；阴郄、后溪，治盗汗之多出。脾虚谷以不消，脾俞、膀胱俞觅；胃冷食而难化，魂门、胃俞堪责。鼻痔必取龈交，瘿气须求浮白。大敦、照海，患寒疝而善蠲；五里、臂臑，生疬疮而能治。至阴、屋翳，疗痒疾之痛多；肩髃、阳溪，消隐风之热极。

抑又论妇人经事改常，自有地机、血海；女子少气漏血，不无交信、合阳。带下产崩，冲门、气冲宜审；月潮违限，天枢、水泉细详。肩井乳痈而极效，商丘痔瘤而最良。脱肛趋百会、长强之所，无子搜阴交、石关之乡。中脘主乎积痢，外丘搜乎大肠。寒疟兮商阳、太溪验，疬癖兮冲门、血海强。

夫医乃人之司命，非志士而莫为；针乃理之渊微，须至人之指教。先究其病源，后攻其穴道，随手见功，应针取效。方知玄里之玄，始达妙中之妙。此篇不尽，略举其要。

◇ 第二节　行针指要歌 ◇

或针风，先向风府百会中；

或针水，水分夹脐上边取；

或针结，针著大肠泄水穴；

或针劳，须向膏肓及百劳；

或针虚，气海丹田委中奇；

或针气，膻中一穴分明记；

或针嗽，肺俞风门须用灸；

或针痰，先针中脘三里间；

或针吐，中脘气海膻中补，

翻胃吐食一般医，针中有妙少人知。

第七章

医学入门·杂病穴法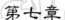

　　杂病随症撰杂穴，仍兼原合与八法，经络原会别论详，脏腑俞募当谨始，根结标本理玄微，四关三部识其处。伤寒一日刺风府，阴阳分经次第取。汗吐下法非有他，合谷内关阴交杵。

　　一切风寒暑湿邪，头疼发热外关起。头面耳目口鼻病，曲池合谷为之主，偏正头痛左右针，列缺太渊不用补，头风目眩项捩强，申脉金门手三里。赤眼迎香出血奇，临泣太冲合谷侣，耳聋临泣与金门，合谷针后听人语。鼻塞鼻痔及鼻渊，合谷太冲随手努。口噤㖞斜流涎多，地仓颊车仍可举。口舌生疮舌下窍，三棱刺血非粗卤。舌裂出血寻内关，太冲阴交走上部，舌上生胎合谷当，手三里治舌风舞。牙风面肿颊车神，合谷临泣泻不数。二陵二跷与二交，头项手足互相与。两井两商二三间，手上诸风得其所，手指连肩相引痛，合谷太冲能救苦。手三里治肩连脐，脊间心后称中渚。冷嗽只宜补合谷，三阴交泻即时住。霍乱中脘可入深，三里内庭泻几许。心痛翻胃刺劳宫，寒者少泽细手指。心痛手战少海求，若要除根阴市睹。

　　太渊、列缺穴相连，能祛气痛刺两乳。胁痛只须阳陵泉，腹痛公孙内关尔。疟疾《素问》分各经，危氏刺指舌红紫。痢疾合谷三里

---

①　（明）李梴编撰，田代华、张晓杰、何永等整理．医学入门［M］．北京：人民卫生出版社．2011.

宜，甚者必须兼中膂。心胸痞满阴陵泉，针到承山饮食美。泄泻肚腹诸般疾，三里内庭功无比。水肿水分与复溜，胀满中脘三里揣。腰痛环跳、委中神，若连背痛昆仑武。腰连腿痛腕骨升，三里降下随拜跪。腰连脚痛怎生医？环跳行间与风市。脚膝诸痛羡行间，三里申脉金门俦，脚若转筋眼发花，然谷承山法自古。两足难移先悬钟，条口后针能步履。两足酸麻补太溪，仆参内庭盘跟楚。脚连胁腋痛难当，环跳阳陵泉内杵。冷风湿痹针环跳，阳陵三里烧针尾。

七疝大敦与太冲，五淋血海通男妇。大便虚秘补支沟，泻足三里效可拟。热秘气秘先长强，大敦阳陵堪调护。小便不通阴陵泉，三里泻下尿如注。内伤食积针三里，璇玑相应块亦消。脾病气血先合谷，后刺三阴针用烧。一切内伤内关穴，痰火积块退烦潮。吐血尺泽功无比，衄血上星与禾髎。喘急列缺足三里，呕噎阴交不可饶。劳宫能治五般痛，更刺涌泉疾若挑。神门专治心痴呆，人中间使祛癫妖。尸厥百会一穴美，更针隐白效昭昭。妇人通经泻合谷，三里至阴催孕妊。死胎阴交不可缓，胞衣照海内关寻。小儿惊风少商穴，人中涌泉泻莫深。痈疽初起审其穴，只刺阳经不刺阴。伤寒流注分手足，太冲内庭可浮沉，熟此筌蹄手要活，得后方可度金针。又有一言真秘诀，上补下泻值千金。

第八章

针灸大成·十二字分次第手法及歌[①]

总歌

针法玄机口诀多，手法虽多亦不过，

切穴持针温口内，进针循摄退针搓；

指捻泻气针留豆，摇令穴大拔如梭，

医师穴法叮咛说，记此便为十二歌。

取穴歌

取穴先将爪切深，须教毋外慕其心，

致令荣卫无伤碍，医者方堪入妙针。

持针歌

持针之士要心雄，势如握虎与擒龙，

欲识机关三部奥，须将此理再推穷。

温针歌

温针一理最为良，室内常温纳穴场，

毋令冷热相争搏，荣卫宣通始得祥。

① 黑龙江省中医药科学院（原黑龙江省祖国医药研究所）校释. 针灸大成校释
[M]. 北京：人民卫生出版社. 1984.

进针歌

进针理法取关机，失经失穴岂堪施，
阳经取陷阴经脉，三思已定再思之。

指循歌

循其部分理何明，只为针头不紧沉，
推则行之引则止，调和血气两来临。

摄法歌

摄法应知气滞经，须令爪切勿交轻，
上下通行随经络，故教学人要穷精。

退针歌

退针手法理谁知，三才诀内总玄机，
一部六阴三气吸，须臾疾病愈如飞。

搓针歌

搓针泄气最为奇，气至针缠莫急移，
浑如搓线攸攸转，急转缠针肉不离。

捻针歌

捻针指法不相同，一般在手两般穷，
内外转移行上下，邪气逢之疾岂容。

留针歌

留针取气候沉浮，出容一豆入容侔，

致令荣卫纵横散，巧妙玄机在指头。

摇针歌

摇针三部六摇之，依次推排指上施，

孔穴大开无窒碍，致令邪气出如飞。

拔针歌

拔针一法最为良，浮沉涩滑任推详，

势犹取虎身中尾，此诀谁知蕴锦囊。

春满杏林

针灸推拿经典与歌赋必背

第九章
针灸基础歌诀

◇ 第一节 十四经脉循行、腧穴歌诀 ◇

1. 手太阴肺经

肺经循行病候歌诀

手太阴肺中焦生，下络大肠出贲门，上膈属肺从肺系，横出腋下循臑内；
少阴厥阴之前行，肘臂寸口上鱼际，大指内侧爪甲根，支脉还从腕后出；
食指内廉出其端，接食指连手阳明。此经多气而少血，是动则病喘与咳，
肺胀膨膨缺盆痛，两手交瞀为臂厥；所生病者为气咳，喘喝烦心胸满结，
臑臂之内前廉痛，小便频数掌中热；气虚肩背痛而寒，气盛亦痛风汗出，
欠伸少气不足息，遗屎无度尿色变；水肿尿闭与咳血，头痛落枕不能顾。

肺经穴位歌诀

手太阴肺十一穴，中府云门天府诀，侠白尺泽孔最存，列缺经渠太渊设，
鱼际少商如韭叶，左右共计二十二。

肺经穴位分寸歌诀

太阴中府一肋间，上行寸六云门安，云在璇玑旁六寸，大肠巨骨下二骨；

天府腋三动脉求，侠白肘上五寸主，尺泽肘中约纹是，孔最腕上七寸拟；

列缺腕上一寸半，经渠寸口陷中取，太渊掌后横纹头，鱼际节后散脉里；

少商大指端内侧，鼻衄刺之立时止。

2. 手阳明大肠经

大肠经循行病候歌诀

阳明之脉手大肠，食指内侧起商阳，循指上廉出合谷，两筋歧骨前臂外；

入肘外廉循臑外，肩端前廉会大椎，从肩下入缺盆内，络肺下膈属大肠；

支从缺盆上循颈，贯颊入于下齿中，还出挟口交人中，左右相交挟鼻孔。

此经血盛气亦盛，是动齿痛并颈肿，主津所生为目黄，口干衄血喉痹生；

大指次指难为用，肩前臑外痛相仍，气有余兮脉热肿，虚则寒栗不能复；

便秘泄泻与痢疾，感冒发热咳痰喘。

大肠经穴位歌诀

手阳明穴起商阳，二间三间合谷藏，阳溪偏历历温溜，下廉上廉三里长；

曲池肘上迎五里，臂臑肩髃巨骨起，天鼎扶突接禾髎，终以迎香二十止。

大肠经穴位分寸歌诀

商阳食指内侧边，二间来寻本节前，三间节后陷中取，合谷虎口歧骨间；

阳溪上侧腕中是，偏历腕后三寸安，温溜腕后去五寸，池前五寸下廉看；

池前三寸上廉中，池前二寸三里逢，曲池曲肘纹头尽，肘髎大骨外廉近；

大筋中央寻五里，肘上三寸行向里，臂臑肘上七寸量，肩髃肩端举臂取；

巨骨肩尖端上行，天鼎扶突下一寸，扶突喉结旁三寸，禾髎水沟旁五分；

鼻翼中点沟迎香，大肠经穴自分明。

3. 足阳明胃经

胃经循行病候歌诀

胃足阳明交鼻起，下循鼻外入上齿，还出挟口绕承浆，颐后大迎颊车里；
耳前发际至额颅，支下人迎缺盆底，下膈入胃络脾脏，直者缺盆下乳内；
一支幽门循腹中，下行直合气冲缝，遂由髀关抵膝膑，胫跗中趾内间同；
一支下膝注三里，前出中趾外间通，一支别走足大趾，大趾之端经尽矣。
此经多气复多血，是动善呻与数欠，颜黑恶火畏见人，忽闻木声心惊悸；
登高而歌弃衣走，甚则腹胀仍贲响，凡此诸疾为胻厥，所生病者为狂疟；
温淫汗出鼻流血，口歪唇疹又喉痹，膝膑疼痛腹胀结，膺乳气街股胻外；
足跗中趾俱痛彻，气盛身前皆有热，有余于胃则消谷，善饥兼见尿色黄；
气虚身前皆寒栗，胃中寒兮见胀满，便秘泄泻与痢疾，咳嗽哮喘兼贫血。

胃经穴位歌诀

四十五穴足阳明，承泣四白巨髎经，地仓大迎登颊车，下关头维对人迎；
水突气舍连缺盆，气户库房屋翳寻，膺窗乳中下乳根，不容承满出梁门；
关门太乙滑肉门，天枢外陵大巨里，水道归来达气冲，髀关伏兔走阴市；
梁丘犊鼻足三里，上巨虚连条口底，下巨虚下有丰隆，解溪冲阳陷谷同；
内庭厉兑阳明穴，大趾次趾之端终。

胃经穴位分寸歌诀

胃之经兮足阳明，承泣目下七分寻，再下三分名四白，巨髎鼻孔旁八分；
地仓挟吻四分近，大迎颔下寸三中，颊车耳下八分陷，下关耳前动脉行；
头维神庭旁四五，人迎喉旁寸五真，水突筋前人迎下，气舍喉下一寸乘；

缺盆舍下横骨陷，气户下行一寸明，库房下行一寸六，屋翳膺窗乳中根；

不容巨阙旁二寸，其下承满与梁门，关门太乙滑肉门，天枢脐旁二寸寻；

枢下一寸外陵穴，陵下一寸大巨陈，巨下三寸水道穴，水下二寸归来存；

气冲归来下一寸，共去中行二寸匀，髀关膝上尺二许，伏兔髀下六寸是；

阴市伏兔下三寸，梁丘市下一寸记，犊鼻膝膑陷中取，膝眼三寸下三里；

里下三寸上巨虚，虚下二寸条口举，再下二寸下巨虚，复上外踝上八寸；

络穴丰隆尤切记，解溪足踝系鞋处，内循足踝上陷中，冲阳解下高骨动；

冲阳之下为冲阳，二三跖趾关节后，内庭二三趾缝纹，厉兑大次趾外端。

4. 足太阴脾经

脾经循行病候歌诀

太阴脾起足大趾，上循内侧白肉际，核骨之后内踝前，上端循胫至膝里；

股内前廉入腹中，属脾络胃与膈通，挟喉连舌散舌下，支络从胃注心宫。

此经气盛而血衰，是动则病舌本强，食入即吐胃脘痛，腹胀善噫不舒畅；

得后与气快然衰，肢倦神疲重难移，所生病者舌亦痛，体重纳呆亦如之；

烦心胃脘仍急痛，泄水溏瘕黄疸随，不卧强立股膝肿，实则身痛虚则纵；

心脾两虚心惊悸，肺脾两虚气喘嗽，经带胎产俱可现，脾肾阳虚常见证。

脾经穴位歌诀

足太阴脾足大趾，隐白先从内侧起，大都太白继公孙，商丘直上三阴交；

漏谷地机阴陵泉，血海箕门冲门前，府舍腹结大横上，腹哀食窦天溪连；

胸乡周荣大包尽，二十一穴太阴全。

脾经穴位分寸歌诀

大趾内侧端隐白，节后陷中求大都，太白内侧核骨下，节后一寸公孙呼；
商丘内踝微前陷，踝上三寸三阴交，再上三寸漏谷是，阴陵下三地机朝；
膝下内侧阴陵泉，血海膝膑上内廉，箕门穴在鱼腹上，动脉应手越筋间；
冲门横骨两端动，府舍上行七分看，腹结上行三寸入，大横上行一寸三；
腹哀上行三寸半，食窦上行三寸间，天溪上行一寸六，胸乡周荣亦同然；
外斜腋下六寸许，大包九肋季胁端。

5. 手少阴心经

心经循行病候歌诀

手少阴脉起心中，下膈直与小肠通，支者还从心系走，直上咽喉系目系；
直从心系却上肺，下出腋下臑肘内，太阴厥阴之后行，臂内后廉抵掌中；
掌内后廉至小指，小指之端注少冲。多气少血属此经，是动心痛痛难忍，
渴欲饮水咽干燥，所生胁痛目睛黄；臑臂内后廉痛厥，掌中有热向经寻，
心肾不交骨蒸热，心热下移尿血痛。

心经穴位歌诀

手少阴心起极泉，青灵少海灵道全，通里阴郄神门下，少府少冲小指边。

心经穴位分寸歌诀

少阴心起极泉中，腋下筋间动引胸，青灵肘上三寸取，少海肘后端五分；
灵道掌后一寸半，通里腕后一寸同，阴郄腕后为半寸，神门掌后横纹中；
少府小指本节末，小指内侧取少冲。

6. 手太阳小肠经

小肠经循行病候歌诀

手太阳经小肠脉，小指之端起少泽，循手外廉出踝中，循尺骨出肘内侧；
上循臑外出后廉，直过肩解绕肩胛，交肩下入缺盆内，向腋络心循咽嗌；
下膈抵肺属小肠，一支缺盆贯颈颊，至目外眦却入耳，复从耳前仍上颊；
抵鼻升至目内眦，斜络于颧别络接。此经少气还多血，是动则病痛咽嗌，
颔下肿兮不可顾，肩似拔兮臑似折；所生病主肩臑痛，耳聋目黄目赤痛，
肘臂之外后廉痛，腰扭多尿肿腮颊。

小肠经穴位歌诀

手太阳经小肠穴，少泽先于小指设，前谷后溪腕骨间，阳谷须同养老列；
支正小海上肩贞，臑俞天宗秉风合，曲垣肩外肩中俞，天窗循次上天容；
此经穴数一十九，还有颧髎入听宫。

小肠经穴位分寸歌诀

小指端外为少泽，前谷本节前外侧，节后横纹取后溪，腕骨腕前骨陷侧；
阳谷锐骨下陷中，腕上骨后名养老，支正外侧上五寸，小海肘端五分好；
肩贞腋上一寸寻，臑俞肩骨下陷考，天宗冈下窝之中，秉风肩上举有空，
曲垣肩中曲肩陷，外俞去脊三寸从；中俞大椎二寸旁，天窗曲颊动陷详，
天容耳下曲颊后，颧髎面部颧骨下；听宫耳前髁突后，此为小肠手太阳。

春满杏林
针灸推拿经典与歌赋必背

7. 足太阳膀胱经

膀胱经循行病候歌诀

足经太阳膀胱脉，目内眦上悬额尖，支者巅上至耳角，直者从巅脑后悬；
络脑还出别下项，仍循肩膊挟脊边，抵腰脊肾膀胱内，一支下与后阴连；
贯臀斜入委中穴，一支膊内左右别，贯胛挟脊过髀枢，臀内后廉腘中合；
下贯踹内外踝后，京骨之下趾外端。是经血多气少也，是动头痛不可当，
项如拔兮腰似折，髀枢痛彻脊中央；腘如结兮踹如裂，是为踝厥筋乃伤，
所生疟痔小趾废，头囟顶痛目色黄；腰尻腘脚痛连背，泪流鼻出血及癫狂，
心肺脾胃肝胆病，泌尿生殖肠腑病。

膀胱经穴位歌诀

足太阳经始睛明，攒竹眉冲曲差参，五处承光接通天，络却玉枕天柱边；
大杼风门引肺俞，厥阴心督膈肝胆，脾胃三焦肾俞次，关元大小肠膀胱；
中膂白环皆二行，去脊中间寸半许，上次中下为八髎，会阳须下尻旁取；
还有附分在三行，二椎三寸穴相当，魄户膏肓与神堂，噫嘻膈关魂门旁；
阳纲意舍及胃仓，肓门志室连胞肓，秩边承扶殷门穴，浮郄相邻是委阳；
委中再下合阳去，承筋承山相次长，飞扬跗阳达昆仑，仆参申脉过金门；
京骨束骨足通谷，小趾外侧寻至阴。

膀胱经穴位分寸歌诀

足太阳兮膀胱经，目内眦角始睛明，眉头陷中攒竹取，眉冲直上旁神庭；
曲差神庭傍寸五，五处直行后五分，承通络却玉枕穴，后循俱是寸五行；
天柱项后发际内，大筋外廉之陷中，自此脊中开寸半，第一大杼二风门；
三椎肺俞厥阴四，心五督六膈俞七，肝九胆十脾十一，胃俞十二椎下寻；

十三三焦十四肾，气海俞在十五椎，大肠十六关十七，小肠十八胱十九；
中膂俞穴二十椎，白环俞穴廿一椎，小肠俞至白环内，腰空上次中下髎；
会阳阴微尻骨旁，背开寸半二行了，别从脊中为三寸，第二椎下为附分；
三椎魄户四膏肓，第五椎下神堂尊，第六譩譆膈关七，第九魂门十阳纲；
十一意舍之穴存，十二胃仓穴已分，十三肓门端正在，十四志室不须论；
十九胞肓廿一秩，第二侧线诸穴定，承扶臀下横纹中，下行六寸是殷门；
浮郄委阳上一寸，委阳腘外两筋安，委中腘窝约纹里，此下两寸为合阳；
承筋合阳直下取，穴在腓肠之中央，承山腿肚分肉间，外踝七寸上飞扬；
跗阳外踝上三寸，昆仑外跟陷中央，仆参跟下脚边上，申脉踝下五分张；
金门申脉下一寸，京骨外侧骨际量，束骨本节后陷中，通谷节前限中量；
至阴小趾外侧端，去爪甲之韭叶方。

8. 足少阴肾经

肾经循行病候歌诀

足经肾脉属少阴，小趾斜透涌泉心，然骨之下内踝后，别入跟中踹内侵；
出腘内廉上股内，贯脊属肾膀胱临，直者从肾贯肝膈，入肺循喉舌本寻；
支者从肺络心内，仍至胸中分部深。此经多气而少血，是动病饥不欲食，
喘嗽唾血喉中鸣，坐而欲起面如垢；目视昏花气不足，心悬如饥常惊悸，
所生病者为舌干，口热咽痛气贲逼；股内后廉并脊疼，心烦心痛黄疸泻，
痿厥嗜卧体怠惰，足下热痛为骨厥。

肾经穴位歌诀

足少阴肾二十七，涌泉然谷太溪出，大钟水泉连照海，复溜交信筑宾立；
阴谷横骨趋大赫，气穴四满中注得，肓俞商曲石关蹲，阴都通谷幽门值；

步廊神封出灵墟，神藏彧中俞府毕。

肾经穴位分寸歌诀

足掌心中是涌泉，然谷内踝一寸前，太溪踝后跟骨上，大钟跟后踵中边；
水泉溪下一寸觅，照海踝下五分真，复溜踝后上二寸，交信后上二寸联；
二穴只隔筋前后，太阴之后少阴前，筑宾内踝上五寸，阴谷膝下曲膝间；
横骨大赫并气穴，四满中注亦相连，五穴上行皆一寸，中行旁开五分边；
肓俞上行亦一寸，但在脐旁半寸间，商曲石关阴都穴，通谷幽门五穴联；
五穴上下一寸取，各开中行五分前，步廊神封灵墟穴，神藏彧中俞府安；
上行寸六旁二寸，俞府璇玑二寸观。

9. 手厥阴心包经

心包经循行病候歌诀

手心包脉起于胸，属包下膈络三焦，支者循胸出胁下，胁下连腋三寸同；
仍上抵腋循臑内，太阴少阴两经中，入掌中指至中冲，支者四指络相通。
此经少气和多血，是动则病手心热，肘臂挛急腋下肿，甚则胸胁支满结；
心中澹澹或大动，善笑目黄面赤色，所生病者为心烦，失眠心痛与掌热；
恶心呕吐胃脘痛，晕厥惊风和疟疾。

心包经穴位歌诀

心包九穴天池近，天泉曲泽郄门认，间使内关逾大陵，劳宫中冲中指端。

心包经穴位分寸歌诀

心包起自天池间，乳后傍一腋下三，天泉绕腋下二寸，曲泽屈肘横纹参；

郄门去腕整五寸，间使腕后三寸然，内关去腕后二寸，大陵掌后横纹间；
劳宫屈拳中指尖，中指之末中冲端。

10. 手少阳三焦经

三焦经循行病候歌诀

手经少阳三焦脉，起自小指次指端，两指歧骨手腕表，上出臂外两骨间；
肘后臑外循肩上，少阳之后交别传，下入缺盆膻中布，散络心包膈里穿；
支者膻中缺盆上，上项耳后耳角旋，屈下至颐仍至颊，一支入耳出耳前；
却从上关交屈颊，至目内眦乃尽焉。此经少血还多气，是动耳鸣喉肿痛，
所生病者汗自出，耳后痛兼目外眦；肩臑肘臂外皆痛，小指次指亦如废，
发热外感头项痛，鼻涕鼻塞腮腺肿；便秘泄泻与水肿，胁肋胀痛食积症。

三焦经穴位歌诀

手少阳为三焦经，二十三穴起关冲，液门中渚阳池历，外关支沟会宗逢；
三阳络入四渎内，注于天井清冷渊，消泺臑会肩髎穴，天髎天牖经翳风；
瘈脉颅息角耳门，和髎上行丝竹空。

三焦经穴位分寸歌诀

无名外侧端关冲，液门小次指陷中，中渚液门上一寸，阳池腕前表陷中；
外关腕后二寸陷，关上一寸支沟名，外关一寸会宗平，斜上一寸三阳络；
肘前五寸四渎称，天井肘外大骨后，肘上一寸骨罅中，井上一寸清冷渊；
消泺臂肘分肉端，臑会肩端前二寸，肩髎肩上陷中看，天髎巨骨陷内取；
天牖天容之后旁，翳风耳后尖角陷，瘈脉耳后青脉看，颅息青络脉之上；
角孙耳上发下间，耳门耳前缺处陷，和髎横动脉耳前，眉后陷中丝竹空。

11. 足少阳胆经

胆经循行病候歌诀

足脉少阳胆之经，始从两目外眦生，抵头循角下耳后，脑空风池次第行；
手少阳前至肩上，交少阳后入缺盆，支者耳后贯耳内，出走耳前外眦循；
一支外眦大迎下，合手少阳抵颧部，下加颊车缺盆合，入胸贯膈络肝经；
属胆仍从胁里过，下入气街毛际萦，横入髀厌环跳内，直者缺盆下腋膺；
过季胁下髀厌内，出膝外廉是阳陵，腓骨下端踝前过，足跗小趾次趾分；
一支别从大趾去，三毛之际接肝经。此经多气乃少血，是动口苦善太息，
心胁疼痛难转移，面尘足热体无泽；所生头痛连外眦，缺盆肿痛并两腋，
颈部瘰气生两旁，汗出振寒和疟疾；胃痛呕逆梅核气，惊悸惊风抽搐症，
青风内障与近视，耳聋耳鸣月经病；高血压与高血糖，各型肝炎脂肪肝，
胸胁髀膝至胫骨，绝骨踝痛及诸节。

胆经穴位歌诀

足少阳经瞳子髎，听会上关颔厌集，悬颅悬厘曲鬓翘，率谷天冲浮白次；
窍阴完骨本神至，阳白临泣开目窗，正营承灵脑空是，风池肩井渊液长；
辄筋日月京门乡，带脉五枢维道续，居髎环跳风市招，中渎阳关阳陵泉；
阳交外丘光明当，阳辅悬钟丘墟穴，临泣地五会侠溪，第四趾端足窍阴。

胆经穴位分寸歌诀

足少阳兮四十四，头上廿穴分三折，起自瞳子至风池，积数陈之依次陈；
外眦五分瞳子髎，耳前陷中寻听会，上行一寸上关穴，内斜曲角上颔厌；
后行悬颅悬厘下，曲鬓耳前上发际，率谷入发寸半安，天冲耳后斜二寸；
浮白下行一寸间，窍阴穴在枕骨下，完骨耳后入发际，量得四分须用记；

本神神庭旁三寸，入发四分耳上系，阳白眉上一寸许，上行五分是临泣；
临后寸半目窗穴，正营承灵及脑空，后行相去一寸五，风池耳后发陷中；
肩井肩上陷中取，大骨之前寸半明，渊液腋下行三寸，辄筋复前一寸行；
日月乳下二肋缝，十二肋端是京门，季下寸八寻带脉，带下三寸穴五枢；
前下五分维道定，髂前转子居髎名，环跳髀枢宛中陷，风市垂手中指终；
膝上五寸中渎穴，膝上二寸阳关寻，阳陵膝下一寸住，阳交外踝上七寸；
外丘外踝七寸同，此系斜属三阳分，踝上五寸定光明，踝上四寸阳辅穴；
踝上三寸是悬钟，丘墟踝前陷中取，丘下三寸临泣存，临下五分地五会；
会下一寸侠溪轮，小趾次趾窍阴寻。

12. 足厥阴肝经

肝经循行病候歌诀

厥阴足脉肝所终，大趾之端毛际丛，足跗上廉太冲分，踝前一寸入中封；
足跗上廉太冲分，踝前一寸入中封，上踝交出太阴后，循腘内廉阴股冲；
环绕阴器抵腹中，挟胃属肝络胆中，上贯膈里布胁肋，挟喉鼻咽连目系；
脉上巅会督脉出，支者还从目系中，下络颊里环唇内，支者便从膈肺通。
此经血多气少焉，是动腰痛俯仰难，男女疝气均可见，面尘脱色及咽干；
目赤肿痛目昏花，巅顶疼痛如锥钻，所生病者为胸满，呕吐泄泻小便难；
眩晕遗尿并狐疝，胁肋胀痛病肝胆，阳痿早泄与遗精，经带胎产诸般病。

肝经穴位歌诀

足厥阴穴一十四，大敦行间太冲是，中封蠡沟伴中都，膝关曲泉阴包次；
五里阴廉上急脉，章门才过期门至。

肝经穴位分寸歌诀

大敦足大趾外侧，行间两趾缝中间，太冲本节后二寸，中封内踝前一寸；

蠡沟踝上五寸是，中都再上二寸中，膝关犊鼻下二寸，曲泉曲膝尽横纹；

阴包膝上行四寸，气冲三寸下五里，阴廉气冲下二寸，急脉毛际旁二五；

厥阴大络系睾丸，十一肋端章门穴，期门从章斜行乳，直乳二肋端缝已。

第二节　奇经八脉循行病候、腧穴歌诀

1. 督脉

督脉循行病候歌诀

督脉少腹骨中央，女子入系尿孔疆，男子之络循阴器，绕篡之后别臀方；
至少阴者循腹里，会任直上关元行，属肾会冲街腹气，入喉上颐环唇当；
上系两目中央下，始合内眦络太阳，上额交巅入络脑，还出下项肩膊旁；
挟脊抵腰入循膂，络肾茎篡等同乡，此是申明督脉路，总为阳脉之督纲。
督脉为病脊反折，咽干热病腰脊痛，头痛头重神志病，髓海不足脑转鸣，
眩晕目花与嗜睡，昏迷晕厥肠痔疝，男女不育与不孕，多为泌尿生殖病。

督脉穴位歌诀

督脉行脉之中行，二十八穴始长强，腰俞阳关入命门，悬枢脊中中枢长；
筋缩至阳归灵台，神道身柱陶道开，大椎哑门连风府，脑户强间后顶排；
百会前顶通囟会，上星神庭素髎对，水沟兑端在唇上，龈交上齿缝之内。

督脉穴位分寸歌诀

尾闾骨端是长强，二十一椎腰俞当，十六阳关十四命，一三悬枢脊中央；
十椎中枢筋缩九，七椎之下乃至阳，六灵五身三身柱，陶道一椎之下乡；
一椎之上大椎穴，上至发际哑门行，风府一寸宛中取，脑户二五枕之方；
再上四寸强间位，五寸五分后顶强，七寸百会顶中取，耳尖前后发中央；
前顶前行八寸半，前行一尺囟会量，一尺一寸上星位，入发五分神庭当；
鼻端准头素髎穴，水沟鼻下人中藏，兑端唇上端上取，龈交唇内齿缝乡。

2. 任脉

任脉循行病候歌诀

任脉起于中极下，会阴腹里上关元，循内上行会冲脉，浮外循腹至喉咽；
别络口唇承浆已，过足阳明上颐间，循面入目至睛明，交督阴脉海名传。
任脉为病口角斜，流涎流浆口漏风，肺部咳喘咽不利，胃脘疼痛虚损病；
经带胎产和肿块，阳痿早泄与遗精，男女疝气遗自尿，癃闭会阴坠胀痛。

任脉穴位歌诀

任脉中行二十四，会阴潜伏两阴间，曲骨之前中极在，关元石门气海边；
阴交神阙水分处，下脘建里中脘前，上脘巨阙连鸠尾，中庭膻中玉堂联；
紫宫华盖循璇玑，天突廉泉承浆端。

任脉穴位分寸歌诀

任脉会阴两阴间，曲骨毛际陷中安，中极脐下四寸取，关元脐下三寸连；
脐下二寸名石门，脐下寸半气海全，脐下一寸阴交穴，脐之中央即神阙；
脐上一寸为水分，脐上二寸下脘列，脐上三寸名建里，脐上四寸中脘许；
脐上五寸上脘在，巨阙脐上为六寸，脐上七寸鸠尾穴，中庭胸剑联合取；
膻中却在两乳间，三肋间隙玉堂主，二肋间隙为紫宫，一肋间隙华盖举；
天突下一璇玑安，胸骨上窝是天突，廉泉颔下骨尖已，承浆颐前唇棱下。

3. 冲脉

冲脉循行病候歌诀

冲脉起于腹气街，后天原气气冲来，并于先天之真气，相并挟脐上胸怀；

气至胸中合任督，渗布脏腑诸经海，冲脉为病气上逆，心烦心痛胸胁胀，腹痛里急遗尿症，经带胎产俱可见；男子阳痿与早泄，精子减少和遗精。

冲脉交会穴总穴歌

冲脉气冲与横骨，大气四注肓俞同，商石阴通幽门穴，会阴阴交任脉行。

冲脉交会穴分寸歌

气冲耻骨旁二寸，肾经横骨至幽门，横骨大赫并气穴，四满中注肓俞脐，商曲石关阴都穴，通谷幽门穴相连。会阴穴在两阴间，阴交脐下一寸安。

4. 带脉

带脉循行病候歌诀

带脉足少阴经脉，上腘别走太阳经，合肾十四椎属带，起于季胁绕身行。带脉腰酸腹又痛，腰脊疼痛腿不利，困身一周如束带，为病溶溶若水中；男子阳痿与遗精，女子病带少腹急，男女不育发疝气，下坠疼痛实在急。

带脉交会穴总穴歌

带起厥阴章门穴，带脉五枢维道间，神阙命门前后应，围腰一周束带然。

带脉交会穴分寸歌

章门穴居十一肋，季下寸八寻带脉，带下三寸穴五枢，前下五分维道定。神阙前在肚脐中，命门穴在十四椎。

5. 阳跷脉

阳跷脉循行病候歌诀

阳跷脉起于跟中，上合三阳外踝行，从胁循肩入颈颧，属目内眦太阳经；
阳跷为病睡眠差，失眠嗜睡不安宁，外侧痉挛内弛缓，下肢拘急痫症犯。

阳跷脉交会穴总穴歌

阳跷脉起申仆阳，居髎肩髃巨骨乡，臑俞地仓巨髎泣，睛明风池诸穴强。

阳跷脉交会穴分寸歌

阳跷脉起足太阳，申脉外踝五分藏，仆参后绕跟骨下，跗阳外踝三寸乡，
居髎临骨上陷取，肩髃一穴肩尖当，肩上上行名巨骨，肩胛之上臑俞坊，
口吻旁四地仓位，鼻旁八分巨髎当，目下七分是承泣，目内眦出睛明穴，
斜方肌外为风池，一十二穴阳跷当。

6. 阴跷脉

阴跷脉循行病候歌诀

阴跷亦起于跟中，少阴之别内踝行，上循阴股入胸腹，上至咽喉至睛明。
阴跷为病主睡眠，失眠嗜睡不安宁，内侧痉挛外弛缓，下肢拘急痫症犯。

阴跷脉交会穴总穴歌

阴跷起于然谷穴，上行照海交信列，三穴本是足少阴，足之太阳睛明接。

阴跷脉交会穴分寸歌

阴跷脉起足少阴，足内踝前然谷寻，踝下凹陷照海穴，踝上二寸交信真，目内眦角宛中取，睛明一穴很分明。

7. 阳维脉

阳维脉循行病候歌诀

阳维脉起足太阳，外踝之下金门疆，从胫背肩项面头，维络诸阳会督场。假若阳不维阳络，溶溶不能自收藏，阳维为病苦寒热，受邪在表卫不强。

阳维脉交会穴总穴歌

阳维脉起穴金门，臑俞天髎肩井深，本神阳白并临泣，正营脑空风池巡，风府哑门此二穴，项后入发是其根。

阳维脉交会穴分寸歌

阳维脉起足太阳，外踝一寸金门藏，踝上七寸阳交位，肩后胛上臑俞当，天髎穴在缺盆上，肩上陷中肩井乡，本神入发四分许，眉上一寸阳白详，入发五分临泣穴，上行一寸正营倡，枕骨之下脑空位，风池耳后陷中藏，入发五分哑门穴，入发一寸风府当。

8. 阴维脉

阴维脉循行病候歌诀

阴维脉起足少阴，内踝上行穴筑宾，循腹至乳上咽喉，维络诸阴会于任。阴维为病苦心痛，心痛腹痛胁肋痛。

阴维脉交会穴总穴歌

阴维之穴起筑宾，府舍大横腹哀循，期门天突廉舌本，此是阴维脉维阴。

阴维脉交会穴分寸歌

阴维脉起足少阴，内踝之上寻筑宾，冲门曲骨旁三五，府舍中旁四寸三；
大横与脐一条线，期门乳下二肋缝，行至乳下腹哀明，天突胸骨上窝中；
廉泉舌骨上缘处，阴维之脉计八穴。

》 第三节 经络、特定穴歌诀 《

1. 十二经脉所属歌

五脏六腑共包络，手足所属三阴阳，太阴足脾手肺脏，阳明足胃手大肠；
少阴足肾手心脏，太阳足膀手小肠，厥阴足肝手包络，少阳足胆手焦当。

2. 十二经脉走向歌

手之三阴胸内手，手之三阳手外头，足之三阳头外足，足之三阴足内腹。

3. 十二经脉衔接歌

十二经脉衔接处，阴经阳经为四末，阴经相接在胸部，阳经相衔在头面。

4. 十二经脉气血流注次序歌

肺经大肠胃，脾心小肠合，膀胱肾心包，三焦胆肝来，肝经复入肺，终而复始回。

5. 十二经脉纳地支歌

肺寅大卯胃辰宫，脾巳心午小未中，申胱酉肾心包戌，亥焦子胆丑肝通，十二经脉气血流，十二时辰周流通。

6. 输穴、原穴歌

井荥输经合五穴，均由肢端向肘膝，按其脉气小到大，所出为井在四末；
所溜为荥歧骨前，所注为输歧骨后，所行为经尺桡胫，所入为合肘腘纹。
少商鱼际与太渊，经渠尺泽肺相连，商阳二三间合谷，阳溪曲池大肠牵；
厉兑内庭陷谷胃，冲阳解溪三里随，隐白大都太白脾，商丘阴陵泉要知；
少冲少府属于心，神门灵道少海寻，少泽前谷后溪腕，阳谷小海小肠经；
至阴通谷束京骨，昆仑委中膀胱知，涌泉然谷与太溪，复溜阴谷肾所宜；
中冲劳宫心包络，大陵间使传曲泽，关冲液门中渚焦，阳池支沟天井索；
窍阴侠溪临泣胆，丘墟阳辅阳陵泉，大敦行间太冲看，中封曲泉属于肝。

7. 五输穴子母补泻歌

肺泻尺泽补太渊，大肠二间曲池间；胃泻厉兑解溪补，脾在商丘大都边；
心先神门后少冲，小肠小海后溪连；膀胱束骨补至阴，肾泻涌泉复溜焉；
包络大陵中冲补，三焦天井中渚痊；胆泻阳辅补侠溪，肝泻行间补曲泉。
五输五行相配合，实泻其子大病安；井荥输经合五穴，虚补其母顺势间。

8. 十二原穴歌

十二经脉各有原，脏腑原气过止处，阴经原穴以输代，阳经原穴在输外。
肺原太渊大合谷，脾经太白胃冲阳，心原神门小腕骨，肾原太溪胱京骨，心包大陵焦阳池，肝原太冲胆丘墟。

9. 十五络穴歌

肺络列缺偏大肠，胃络丰隆脾公孙；心络通里小支正，膀胱飞扬肾大钟，
心包内关焦外关，肝络蠡沟胆光明，脾之大络是大包，任络鸠尾督长强。

10. 十二经原络穴歌

肺原太渊络列缺，大肠合谷偏历穴，胃经冲阳络丰隆，脾原太白公孙也；
心原神门络通里，小肠腕骨支正别，膀胱京骨络飞扬，肾经太溪大钟歇；
心包大陵络内关，三焦阳池外关且，胆原丘墟光明络，肝原太冲蠡沟穴。

太渊、偏历

肺经原络应刺病，胸胀溏泻小便频，洒翕寒热咳喘短，木痛皮肤肩缺盆。

合谷、列缺

大肠原络应刺病，大次不用肩臂疼，气满皮肤木不仁，面颊腮肿耳聋鸣。

太白、丰隆

脾经原络应刺病，重倦面黄舌强疼，腹满时痛吐或泻，善饥不食脾病明。

冲阳、公孙

胃经原络应刺病，项膺股足跗疼痛，狂妄高歌弃衣走，恶闻烟火木音惊。

神门、支正

心经原络应刺病，消渴背腹引腰疼，眩仆咳吐下泄气，热烦喜笑善忘惊。

腕骨、通里

小肠原络应刺病，颧颔耳肿苦寒热，肩肘臂内外廉痛，痛不能转腰似折。

太溪、飞扬

肾经原络应刺病，大小腹痛大便难，脐下气逆脊背痛，唾血渴热两足寒。

京骨、大钟

膀胱原络应刺病，目脱泪出头项痛，脐突大小腹胀痛，按之尿难溲血脓。

阳池、内关

三焦原络应刺病，小指次指如废同，眼睛耳后喉疼痛，自汗肩内外疼痛。

大陵、外关

心包原络应刺病，面红目赤笑不休，心中动热掌中热，胸腋臂手痛中求。

丘墟、蠡沟

胆经原络应刺病，口苦胸胁痛不宁，髀膝外踝诸节痛，太息马刀挟瘤瘰。

太冲、光明

肝经原络应刺病，头痛颊肿胁疝痛，妇人少腹胞中痛，便难溲淋怒色青。

11. 十六郄穴歌

郄义为孔隙，气血深部聚。肺向孔最取，大肠温溜别；
胃经是梁丘，脾经属地机；心则取阴郄，小肠养老列；
膀胱金门守，肾向水泉施；心包郄门刺，三焦会宗持；
胆郄在外丘，肝经中都是；阳跷跗阳走，阴跷交信期；
阳维阳交穴，阴维筑宾知。

12. 十二背俞穴歌

三椎肺俞四厥阴，心五肝九十胆俞，十一脾俞十二胃，十三三焦十四肾，
大肠十六小十八，膀胱俞与十九平。

13. 十二募穴歌

大肠天枢肺中府，小肠关元心巨阙，膀胱中极肾京门，肝募期门胆日月，
脾募章门胃中脘，气化三焦石门针，心包募穴何处取？胸前膻中觅浅深。

14. 八会穴歌

脏会章门腑中脘，髓会绝骨筋阳陵，血会膈俞骨大杼，气会膻中脉太渊。

15. 下合穴歌

胃经下合足三里，上下巨虚大小肠，膀胱当合委中穴，三焦下合属委阳，
胆经之合阳陵泉，腑病用之效必彰。

16. 八脉交会穴歌

公孙冲脉胃心胸，内关阴维下总同；临泣胆经连带脉，阳维目锐外关逢；
后溪督脉内眦颈，申脉阳跷络亦通；列缺任脉行肺系，阴跷照海膈喉咙。

公孙

九种心痛病不宁，结胸翻胃食难停，酒食积聚肠鸣见，水食气疾膈脐疼，
腹痛胁胀胸膈满，疟疾肠风大便红，胎衣不下血迷心，急刺公孙穴自灵。

内关

中满心胸多痞胀，肠鸣泄泻及脱肛，食难下膈伤于酒，积块坚硬横胁旁，
妇女胁疼并心痛，里急腹痛势难当，伤寒不解结胸病，疟疾内关可独当。

足临泣

中风手足举动难，麻痛发热筋拘挛，头风肿痛连腮项，眼赤而疼合头眩，
齿痛耳聋咽肿症，游风搔痒筋牵缠，腿疼胁胀肋肢痛，针入临泣病可痊。

外关

肢节肿疼与膝冷，四肢不遂合头风，背胯内外筋骨痛，头项眉棱病不宁，
手足热麻夜盗汗，破伤眼肿目睛红，伤寒自汗烘烘热，唯有外关针极灵。

后溪

手足拘挛战掉眩，中风不语并癫痫，头疼眼肿涟涟泪，背腰腿膝痛绵绵，
项强伤寒病不解，牙齿腮肿喉病难，手足麻木破伤风，盗汗后溪穴先砭。

申脉

腰背脊强足踝风，恶风自汗或头疼，手足麻挛臂间冷，雷头赤目眉棱痛，

吹乳耳聋鼻出血，癫痫肢节苦烦疼，遍身肿满汗淋漓，申脉先针有奇功。

列缺

痔疮肛肿泄痢缠，吐红尿血嗽咳痰，牙痛喉肿小便涩，心胸腹疼噎咽难，

产后发强不能语，腰痛血疾脐腹寒，死胎不下上攻膈，列缺一刺病乃痊。

照海

喉闭淋涩与胸肿，膀胱气痛并肠鸣，食黄酒积脐腹痛，呕泻胃翻及乳痈，

便燥难产血昏迷，积块肠风下便红，膈中不快梅核气，格主照海针有灵。

春满杏林

针灸推拿经典与歌赋必背

中篇

推拿

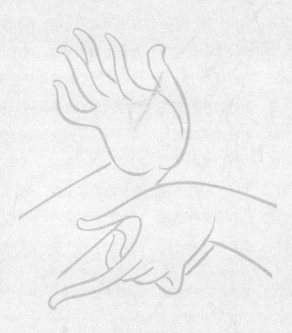

第一章
《幼科推拿秘书》①

◇ 第一节　推拿小儿总诀歌 ◇

推拿小儿如何说，只在三关用手诀。掐在心经与劳宫，热汗立至何愁雪。

不然重掐二扇门，大汗如雨便休歇。若治痢疾并水泻，重推大肠经一节。

侧推虎口见工夫，再推阴阳分寒热。若问男女咳嗽诀，多推肺经是法则。

八卦离起到乾宫，中间宜手轻些些。凡运八卦开胸膈，四横纹掐和气血。

五脏六腑气候闭，运动五经开其塞。饮食不进儿着吓，推动脾土就吃得。

饮食若进人事瘦，曲指补脾何须歇。直指推之便为清，曲指推之为补诀。

小儿若作风火吓，多推五指指之节。大便闭塞久不通，盖因六腑有积热。

小横肚角要施工，更掐肾水下一节。口出臭气心经热，只要天河水清澈。

上入洪池下入掌，万病之中都去得。若是遍身不退热，外劳宫上多揉些。

不问大热与小炎，更有水底捞明月。天门虎口斗肘诀，重揉顺气又生血。

黄蜂入洞医阴病，冷气冷痰俱治得。阳池穴掐心头痛，一窝风掐肚痛绝。

威灵总心救暴亡，精宁穴治打逆噎。男女眼若往上翻，重掐小天心一穴。

二人上马补肾经，治得下来就醒些。男左女右三关推，上热退下冷如铁。

寒者温之热者清，虚者补之实者泄。仙人留下救儿诀，后学殷勤谨慎些。

---

① 　（清）骆如龙著，高萍、王道全校注. 幼科推拿秘书［M］. 北京：中国盲文出版社. 2013.

◇ 第二节　手法同异多寡宜忌辨明秘旨歌 ◇

　　小儿周身穴道，推拿左右相同。三关六腑要通融，上下男女变通。脾土男左为补，女补右转为功，阴阳各别见天工，除此俱该同用。急惊推拿宜泄，痰火一时相攻，自内而外莫从容，攻去痰火有用。慢惊推拿须补，自外而内相从，一切补泄法皆同，男女关腑异弄。法虽一定不易，变通总在人心，本缓标急重与轻，虚实参乎病症。初生轻指点穴，二三用力方凭，五七十岁推渐深，医家次第神明。一岁定须三百，二周六百何疑，月家赤子轻为之，寒火多寡再议。年逾二八长大，推拿费力支持，七日十日病方离，虚诳医家谁治。禁用三关手法，足热二便难通，渴甚腮赤眼珠红，脉数气喘舌弄。忌用六腑手法，泄青面㿠白容，脉微吐呕腹膨空，足冷眼青休用。小儿可下病症，实热面赤眼红，腹膨胁满积难通，浮肿疖腮疼痛。小便赤黄壮热，气喘食积宜攻，遍身疮疥血淋漓，腹硬肚痛合用。不可下有数症，囟陷肢冷无神，不时自汗泄频频，气虚干呕难忍。面白食不消化，虚疾潮热肠鸣，毛焦神困脉微沉，烦躁鼻塞咳甚。

◇ 第三节　手法三阴三阳秘旨兼刺法 ◇

　　早晨发热曰潮热，寅卯辰时为壮热。手足动摇目上视，头闷项急口内热。此是肝家起病由，推拿同前用手诀。刺手大端处，韭叶边许，刺出血，泄心肝愈。

日午发搐为潮热，巳午未时不堪掣。心惊神悸目上视，白精赤色心家热。牙关紧闭口内痰，少冲刺血儿救得。刺小儿手内端少冲穴，血出则愈。

日晚发搐潮热足，申酉戌时不堪搐。目斜微喘身稍热，清肾泄肺刺指侧。睡露睛时手足冷，推法同前不可缺。刺手少商穴，血出即愈。

夜间发搐因潮热，亥子丑时不堪搐。身体温和卧不稳，眼睛紧而斜视侧。喉中痰涌银褐色，泄肺涌泉二三百。须灸足中趾节下三壮，刺正冲穴罗纹，出血即愈。

◇ 第四节　分补泻细详秘旨歌 ◇

补泻分明寒与热，左转补兮右转泻。男女不同上下推，子前午后要分别。寒者温之热者凉，虚者补之实者泻。手足温者顺可言，冷厥四肢凶莫测。

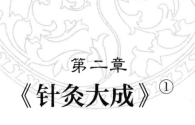

第二章
《针灸大成》①

◇ 第一节　保婴神术 ◇

　　夫小儿之疾，并无七情所干，不在肝经，则在脾经；不在脾经，则在肝经，其疾多在肝、脾二脏，此要诀也。急惊风属肝木风邪有余之症，治宜清凉苦寒、泻气化痰。其候或闻木声而惊；或遇禽兽驴马之吼，以致面青口噤；或声嘶啼哭而厥。发过则容色如常，良久复作，其身热面赤，因引口鼻中气热，大便赤黄色，惺惺不睡。盖热甚则生痰，痰盛则生风，偶因惊而发耳。内服镇惊清痰之剂，外用掐揉按穴之法，无有不愈之理。至于慢惊，属脾土中气不足之症，治宜中和，用甘温补中之剂。其候多因饮食不节，损伤脾胃，以泻泄日久，中气太虚，而致发搐，发则无休止，其身冷面黄，不渴，口鼻中气寒，大小便青白，昏睡露睛，目上视，手足瘈疭，筋脉拘挛。盖脾虚则生风，风盛则筋急，俗名天吊风者，即此候也。宜补中为主，仍以掐揉按穴之法，细心运用，可保十全矣。又有吐泻未成慢惊者，急用健脾养胃之剂，外以手法按掐对症经穴，脉络调和，庶不致变慢惊风也。如有他症，穴法详开于后，临期选择焉。

---

①　张缙.《针灸大成校释》[M].第 2 版.北京：人民卫生出版社.2009.

第二节　手法歌

心经有热作痰迷，天河水过作洪池。肝经有病儿多闷，推动脾土病即除。
脾经有病食不进，推动脾土效必应。肺经受风咳嗽多，即在肺经久按摩。
肾经有病小便涩，推动肾水即救得。小肠有病气来攻，板门横门推可通。
用心记此精宁穴，看来危症快如风。胆经有病口作苦，好将妙法推脾土。
大肠有病泄泻多，脾土大肠久搓摩。膀胱有病作淋疴，肾水八卦运天河，
胃经有病呕逆多，脾土肺经推即和。三焦有病寒热魔，天河过水莫蹉跎。
命门有病元气亏，脾上大肠八卦推。仙师授我真口诀，愿把婴儿寿命培。
五脏六腑受病源，须凭手法推即痊。俱有下数不可乱，肺经病掐肺经边。
心经病掐天河水，泻掐大肠脾土全。呕掐肺经推三关，目昏须掐肾水添，
再有横纹数十次，天河兼之功必完。头痛推取三关穴，再掐横纹天河连，
又将天心揉数次，其功效在片时间。齿痛须揉肾水穴，颊车推之自然安，
鼻塞伤风天心穴，总筋脾土推七百。耳聋多因肾水亏，掐取肾水天河穴，
阳池兼行九百功，后掐耳珠旁下侧。咳嗽频频受风寒，先要汗出沾手边，
次掐肺经横纹内，乾位须要运周环。心经有热运天河，六腑有热推本科，
饮食不进推脾土，小水短少掐肾多。大肠作泻运多移，大肠脾土病即除，
次取天门入虎口，揉脐龟尾七百奇。肚痛多因寒气攻，多推三关运横纹，
脐中可揉数十下，天门虎口法皆同。一去火眼推三关，一百二十数相连，
六腑退之四百下，再推肾水四百完，兼取天河五百遍，终补脾土一百全。
口传笔记推摩诀，付与人间用意参。

第三章

《小儿推拿方脉活婴秘旨全书》

（《小儿推拿秘旨》）①

◇ 第一节　掌上诸穴拿法歌 ◇

三关出汗行经络，发汗行气是为先，

大肠侧推到虎口，止泻止痢断根源。

脾土曲补直为清，饮食不进此为魁，

泄痢羸瘦并水泻，心胸痞满也能开。

掐心经络节与离，推离往乾中要轻，

胃风咳嗽并吐逆，此经推效抵千金。

肾水一纹是后溪，推上为补下为清，

小便闭塞清之妙，肾经虚便补为奇。

六腑专治脏腑热，遍身潮热大便结，

人事昏沉总可推，去病犹如汤泼雪。

总筋天河水除热，口中热气并括舌，

心经积热火眼攻，推之即好真秘诀。

---

① 　（明）龚廷贤著，王道全、田思胜校注．小儿推拿秘旨［M］．北京：中国
盲文出版社．2013.

四横纹和上下气，吼气肚痛皆可止，
五经能通脏腑热，八卦开胸化痰逆。
胸膈痞满最为先，不是知音莫可传，
水火能除寒与热，二便不通并水湿。
人事昏沉痢疾攻，疾忙须救要口诀，
天门虎口须当竭，斗肘生血顺是妙。
一指五指节与推，惊风被唬要须知，
小天心能生肾水，肾水虚少须用意。
板门专治气发攻，扇门发汗热宜通，
一窝风能治肚痛，阳池专一治头痛。
二人上马清补肾，威灵卒死可回生，
外劳宫治泻用之，拿此又可止头痛，
精灵穴能医吼气，小肠诸气快如风。

◇ 第二节　二十四惊推法歌 ◇

菟丝惊主口括舌，四肢冷软心家热，
推上三关二十通，清肾天河五十歇。
运卦分阴亦三十，二十水底捞明月，
葱水推之蛤粉擦，手足中心太阳穴。
洗口米泔仍忌乳，顷刻其惊潜咸灭。

马蹄惊主肢向上，四肢乱舞感风吓，
推上三关五十通，三次掐手五指节。
补脾运卦四横纹，各加五十无差迭，
走磨摇头三十遭，天门入虎神仙诀。
姜水推之生冷忌，上马揉之汗不歇。

水泻惊主肚中响，遍身软弱嘴唇白。
眼翻寒热不调匀，推上三关加半百，
补脾运卦五十遭，天门入虎一次诀，
横纹四十斗揉十，大蒜细研重纸隔，
敷脐太久小片时，风乳饮食皆忌得。

鲤鱼惊主吐白沫，肢摇眼白因寒唬，
十三关上好追求，肺经走磨五十歇，
八卦四十横纹二，四次掐手五指节，
上马三遭茶洗口，蛤粉涂顶惊自灭。

乌纱惊主唇肢黑，面有青筋肚作膨，
食后感寒风里唬，三关五十逞奇能。
运卦补脾并补肾，半百还揉二扇门，
分阴二十横四十，二十黄龙入洞增。
麝香推罢忌乳风，虚汗来多补土行。

乌鸦惊大声即死，眼闭口开手足舞，
此是痰多被唬惊，三关二十应无苦，

推肺运卦分阴阳，补肾横纹五十主，
按弦走磨只三次，天心一捻葱姜补，
细茶洗口取微汗，蛤粉涂顶忌乳风。

肚胀惊气喘不宁，青筋裹肚眼翻睛，
此子只缘伤乳食，二十三关即效灵，
大肠阴阳并八卦，补脾补肾半百匀，
天门虎口只三次，五十横纹最有情，
二十水底捞明月，葱姜推取汗频频，
捣葱用纸重包裹，敷向胸前忌乳风。

潮热惊多生气喘，口渴昏迷食感寒，
推关六腑各六十，河水阴阳四十完，
八卦横纹须半百，三次天门入虎看，
姜葱推汗泔洗口，茱萸灯草脚心安。

一哭一死夜惊啼，四肢掣跳起登时，
有痰伤食仍伤热，八卦三关二十施。
分阴阳清天河水，六腑清凉半百奇，
横纹四十推盐水，薄荷煎汤口洗之。
生冷乳时须禁忌，搽胸用蛤更敷脐。

缩纱惊至晚昏沉，人事不知口眼掣，
痰证三关四十推，八卦三十肾二百，
虎口阴阳五十匀，指节一百为真诀，

揉脐一十麝香推，蛤搽手足风忌得，
研茶作饼内间敷，洗口还须汤滚白。

脐惊风主口吐沫，四肢掣跳手拿拳，
眼翻偏视哭不止，三关一十问根源，
运卦清金并补肾，龙戏珠皆五十圆，
指节数番姜水抹，米坩须用洗丹田。
慢惊咬牙眼不开，四肢掣跳脾虚是。
八卦三关五十通，天门指节数番治，
补肾五十十走磨，天心揉之风乳忌。

急惊捏拳四肢掣，口歪惊主感风寒，
一十三关五十腑，补肾推横五十完，
运卦走磨加二十，威灵掐穴汗漫漫，
推时更用葱姜水，洗口灯心忌乳寒。

弯弓惊主肢向后，肚仰上哭不出声，
痰积三关推二十，五十须当把肺清，
入水走磨加数次，一十天门入虎真，
麝香水推荷洗口，百草霜敷治噤声。

眼睛向上天吊惊，哭声大叫鼻流清，
清肺推关并运卦，推横补土又分阴。
各加五十无差别，走磨二十掐天心，
推用葱姜尤忌乳，宗因水唬致惊深。

内吊咬牙苦寒战，掐不知疼食后寒，
推关清肾仍清肺，补土五十一般般。
天门虎口加二十，摘果猿猴半百完，
推用麝香甘草洗，忌风生冷乳兼寒。
胎惊落地或头软，口噤无声哑子形，
胎毒推关兼补肾，补土清金半百勤。
横纹二十威灵掐，虎口天门数次灵，
灯火顶头烧一燋，涌泉一燋便安宁，
葱姜推后应须退，不退应知是死形。

月家惊撮口拿拳，眼红不响抹三关，
横纹阴阳皆二十，运卦清金半百玄。
取土入水运数次，指节数次二人连，
葱姜推后灯心洗，蛤粉敷两太阳边。

盘肠气喘作膨胀，人形瘦弱肚筋青，
脏寒运卦推关上，指节横纹补肾经。
补脾五十天心掐，外劳揉之立便轻，
艾饼敷脐葱水抹，麝香搽向脚中心。

锁心惊主鼻流血，四肢冷软火相侵，
推关补肾天河水，运卦天门五十真。
清肺分阴各二十，米泔洗口麝香淋，
蛤粉细研搽两额，还敷手足两中心。

鹰爪掐人眼向上，哭时寒战眼时光，
肺风被吓仍伤食，二十三关分阴阳，
清金补土横纹等，各推五十用生姜，
走磨入土皆数次，取肝灯心洗口汤。

吐逆四肢冷肚响，吐乳须知胃有寒，
三关阴阳各二十，清金清肾四横纹。
八卦各皆加半百，数次天门虎口完，
十揉斗肘椒葱汁，茱萸蛤粉脚心安。

撒手惊主手足掣，咬牙歪口被风吓，
心热推关二十通，运卦资脾加半百，
横纹指节及天门，各加数次为准则，
走磨一十葱姜推，取汗微微惊惝歇，
仍将蛤粉搽手心，洗口茱萸须记得。

祖手惊主手祖下，眼黄口面黑紫青，
舌动只固寒水唬，五十三关把肺清。
补肾横纹入虎口，八卦天河半百经，
入水数次姜推汗，麝香敷向涌泉真，
洗口细茶忌风乳，却能起死致安宁。

看地惊主眼看地，手掐拳时心热真，
八卦横纹皆五十，三关一十掐天心，
虎口板门皆数次，葱姜洗口用灯心。

❧ 第三节　杂证推拿歌 ❧

肚痛三关推一十，补脾二十掐窝风，
运卦分阴并补肾，揉脐入虎口中心，
各加五十掐指节，斗肘当揉二十工，
艾敷小肚须臾止，虎口推完忌乳风。

火眼三关把肺清，五经入土捞明月，
各加二十斗肘十，清河退腑阴阳穴，
五十横纹十戏珠，两次天河五指节。

气肿天门是本宗，横纹水肿次详阅，
虚肿肚膨用补脾，此是神仙真妙诀。

黄肿三关并走磨，补肾皆将二十加，
补土横纹皆五十，精灵一掐服山楂，
推时须用葱姜水，殷勤脐上麝香搽。

走马疳从关上推，赤风阴阳一十归，
清河运卦兼捞月，各加五十麝香推，
烧过焙子同炉底，等分黄连作一推。

头痛一十向三关，清土分阴并运卦，
横纹及肾天河水，太阳各安五十下，

阳池一掐用葱姜，取汗艾叶敷顶上。

痰疟来时多战盛，不知人事极昏沉，
阴阳清肾并脾土，五十麝香水可寻，
走磨横纹各二十，桃叶将来敷脚心。

食疟原因人瘦弱，不思饮食后门开，
一十三关兼走磨，补土横纹五十回，
斗肘一十威灵掐，上马天门数次归。

邪疟无时早晚间，不调饮食致脾寒，
上马三关归一十，补脾补肾掐横纹，
五十推之加斗肘，威灵三次劝君看，
阴阳二关须详审，走气天门数次攒。

白痢推关兼补脾，各加五十掌揉脐，
阴阳虎口仍揉肘，二十清肠取汗微，
葱姜少用揉龟尾，肚痛军姜贴肚皮。

赤痢三关推一十，分阴退腑及天河，
横纹五十皆相等，揉掌清肠龟尾摩，
半百各加姜水抹，黄连甘草起沉疴。

痢兼赤白抹三关，阴阳八卦四横纹，
龟尾大肠揉掌心，揉脐五十各相安，

葱姜推罢忌生冷，起死回生力不难。

痞痢推关补脾土，五节横纹二十连，
退腑一百盐揉否，螺蛳艾叶及车前，
细研敷向丹田上，白及将同牛肉煎。

热泻推肠退六腑，八卦横纹及掌心，
揉脐五十同清肾，姜水推之立便轻。

冷泻推关及大肠，运卦分阴补肾乡，
各加五十推姜水，走磨指节并脐旁，
掌心数次同龟尾，此是先贤治泻方。

伤寒潮热抹三关，六腑阴阳八卦看，
清肾天河加五十，数次天门入虎钻，
五指节当施五次，葱姜推罢立时安。

泄法天河捞明月，数番六腑五指节，
螺蛳茉苜贴丹田，大泻大肠真妙诀，
小便不通用蜜葱，作饼敷囊淋自泄，
若将捣烂贴丹田，此法能通大便结。

春满杏林
针灸推拿经典与歌赋必背

第四章
《小儿推拿广意》[①]

◇ 第一节　总论 ◇

夫人之借以为生者，阴阳二气也。阴阳顺行，则消长自然，神清气爽；阴阳逆行，则往来失序，百病生焉。而襁褓童稚，尤难调摄。盖其饥饱寒热，不能自知，全恃慈母为之鞠育。苟或乳食不节，调理失常，致成寒热，颠倒昏沉。既已受病，而为父母者，不思所以得病之由、却病之理，乃反疑鬼疑神，师巫祈祷，此义理之甚谬者矣。

幸仙师深悯赤子之夭折，多缘调御之未良，医治之无术，秘授是书，神功莫测。沉离浮坎，而使水火既济；泻实补虚，而使五行无克。诚育婴之秘旨，保赤之弘功也。乃有迂视斯术，以为鲜当。譬如急慢惊风，牙关紧闭，虽有丹药，无可如何，先视其病之所在，徐徐推醒；然后进药，不致小儿受苦。则推拿一道，真能操造化、夺天功矣，岂不神欤！然治当分六阴六阳，男左女右，外呼内应。三关取热，六腑取凉。男子推上三关为热、为补，退下六腑为凉、为泻；女子推下三关为凉，推上六腑为热。男顺女逆，进退之方，须要熟审。

---

① （清）熊应雄著，田思胜、王道全、胡志洁校注. 小儿推拿广意［M］. 北京：中国盲文出版社. 2013.

凡沉迷霍乱，口眼歪斜，手足掣跳，惊风呕吐，种种杂证，要而言之，只有四证，四证分为八候，八候变为二十四惊。

阳掌十八穴，阴掌九穴，筋看三关，功效十二。惊有缓急生死之症，法有捏推拿做之功。先须寻筋推察，次用灯火按穴而行。审病针灸，对证投汤，无不随手而应。勿偏己见，勿作聪明，因证次第，分别而施。此为不传之秘诀也。留心救世者，曷慎勉旃！

◇ 第二节　审候歌 ◇

囟门八字病非常，惊透三关命不长。初关乍入惊微病，次节相侵亦可防。
筋赤热兮因食膈，筋青端被水风伤。筋黑却时风水冷，紫筋兼被有阴阳。
寒热相均兼赤白，红筋定是热宜凉。重病不宜筋见白，筋白筋深可救忙。
筋连大指阴寒症，筋若生花定不祥。筋带悬针主吐泻，筋纹关外命非常。
四肢瘫冷腹膨胀，吐泻多因乳食伤。鱼口鸦声因气急，犬吠人喝受惊狂。
膀胱涝病真难忍，天心一点彻膀胱。口噎心哕并气吼，指冷昏沉命莫当。
口中气喘并气急，眼翻手掣可推慌。鼻干嘴黑筋见影，牙黄口白眼睛光。
声气改时颜不改，手舞足蹈语癫狂。两手乱抓如鸡爪，目睛不动眼如羊。
疳论上下须凭灸，大抵横纹是痊方。天心穴上分高下，更须心细别阴阳。
如此孩提筋不好，命去南柯大路旁。小儿若犯宜推早，如是推迟命必亡。
病重须凭灯心断，病轻手法亦宜衰。神仙留下真方法，后学能通名姓扬。

❧ 第三节 脉法歌 ❧

小儿六岁须凭脉，一指三关定数息。迟冷数热古今传，浮风沉积当先识。
左手人迎主外邪，右手气口主内疾。外邪风寒暑湿侵，内候乳食痰兼积。
浮紧无汗是伤寒，浮缓伤风有汗液。浮而洪大风热盛，沉而细滑乳食积。
沉紧腹中痛不休，沉弦喉间作喘息。紧促之时疹痘生，紧数之际惊风疾。
虚软慢惊作瘛疭，紧盛风痫发搐掣。软而细者为疳虫，牢而实者必便结。
滑主痰壅食所伤，芤脉必主于失血。虚而有气为之惊，弦急客忤君须识。
大小不匀为恶候，三至为脱二至卒。五至为虚四至损，六至平和曰无疾。
七至八至病尤轻，九至十至病势极。十一二至死无疑，此诀万中无一失。

❧ 第四节 阳掌十八穴部位疗病诀 ❧

脾土：补之省人事，清之进饮食。

肝水：推侧虎口，止赤白痢、水泻，退肝胆之火。

心火：推之，退热发汗；掐之，通利小便。

肺金：推之，止咳化痰，性主温利。

肾水：推之，退脏腑之热，清小便之赤；如小便短，又宜补之。

运五经：运动五脏之气，开咽喉，治肚响、气吼、泄泻之症。

运八卦：开胸化痰，除气闷、吐乳食。

四横纹：掐之，退脏腑之热，止肚痛，退口眼歪斜。

小横纹：掐之，退热除烦，治口唇破烂。

运水入土：身弱肚起青筋，为水盛土枯。推以润之。

运土入水：丹田作胀眼睁，为土盛水枯。推以滋之。

内劳宫：属火，揉之发汗。

小天心：揉之，清肾水。

板门穴：揉之，除气吼肚胀。

天门入虎口：推之，和气生血生气。

指上三关：推之，通血气发汗。

中指节：推内则热，推外则泻。

十王穴：掐之，则能退热。

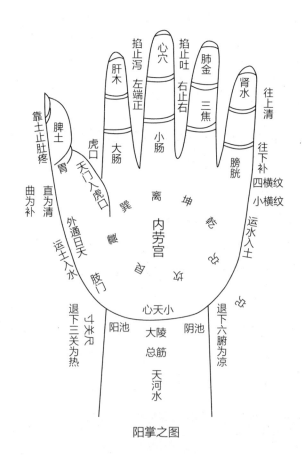

阳掌之图

第五节　阴掌九穴部位疗病诀

五指节：掐之，祛风化痰，苏醒人事，通关膈闭塞。

一窝风：掐之，止肚疼，发汗祛风热。

威宁：掐之，能救急惊、卒死，揉之即能苏醒。

三扇门：掐之，属火，发脏腑之热，能出汗。

外劳宫：揉之，和五脏潮热。左转清凉，右转温热。

二人上马：掐之，苏胃气，起沉疴。左转生凉，右转生热。

外八卦：性凉，除脏腑秘结，通血脉。

甘载：掐之能拯危症，能祛鬼祟。

精宁：掐之能治风哮，消痰食痞积。

附：臂上五穴部位疗歌诀

大陵：掐之，主吐。

阳池：掐之，主泻。

分阴阳：除寒热泄泻。

天河水：推之，清心经烦热。如吐，宜多运。

三关：男左三关推发汗，退下六腑谓之凉；女右六腑推上凉，退
下三关谓之热。

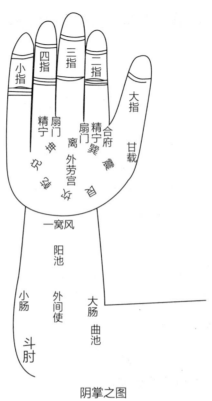

阴掌之图

◈ 第六节　足部十三穴部位疗病诀 ◈

脐上：运之，治肚胀气响。如症重，则周回用灯火四燋。

龟尾：揉之，止赤白痢、泄泻之症。

三里：揉之，治麻木顽痹。

委中：掐之，治往前跌扑、昏闷。

内庭：掐之，治往后跌扑、昏闷。

太冲：掐之，治危急之症，舌吐者不治。

大敦：掐之，爪惊不止，将大趾屈而掐之。

涌泉：揉之，左转止吐，右转止泻。

昆仑：灸之，治急慢惊风危急等症，咬之叫则治，不叫不治。

前承山：掐之，治惊来急速者。

后承山：揉之，治气吼发汗。

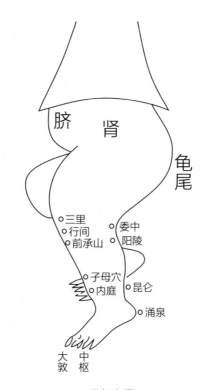

足部之图

第五章

《推拿三字经》①

徐谦光，奉萱堂，药无缘，推拿恙。自推手，辨诸恙，定真穴，画图彰。上疗亲，下救郎，推求速，惟重良。独穴治，有良方。大三万，小三千，婴三百，加减良，分岁数，轻重当。从吾学，验良方，宜熟读，勿心慌。治急病，一穴良。大数万，立愈恙，幼婴者，加减良。治缓症，各穴量，虚冷补，热清当。大察脉，理宜详，浮沉者，表里恙；迟数者，冷热伤；辨内外，推无恙；虚与实，仔细详。字廿七，脉诀讲，明四字，治诸恙。小婴儿，看印堂，五色纹，细心详。色红者，心肺恙，俱热症，清则良，清何处，心肺当，退六腑，即去恙。色青者，肝风张，清补宜，自无恙，平肝木，补肾脏。色黑者，风肾寒，揉二马，清补良，列缺穴，亦相当。色白者，肺有痰，揉二马，合阴阳，天河水，立愈恙。色黄者，脾胃伤，若泻肚，推大肠，一穴愈，来往忙。言五色，兼脾良，曲大指，补脾方，内推补，外泻详。

大便闭，外泻良，泻大肠，立去恙，兼补脾，愈无恙。若腹痛，窝风良，数在万，立无恙。流清涕，风寒伤，蜂入洞，鼻孔强。若洗皂，鼻两旁，向下推，和五脏，女不用，八卦良。若泻痢，

① 李先晓. 李德修三字经派小儿推拿精解［M］. 青岛：青岛出版社. 2014.

推大肠，食指侧，上节上，来回推，数万良。牙痛者，骨髓伤，
揉二马，补肾水，推二穴，数万良。治伤寒，拿列缺，出大汗，
立无恙。受惊吓，拿此良，不醒事，亦此方。或感冒，急慢恙，
非此穴，不能良，凡出汗，忌风扬。霍乱病，暑秋伤，若上吐，
清胃良。大指根，震艮连，黄白皮，真穴详，凡吐者，俱此方，
向外推，立愈恙。倘泻肚，仍大肠，吐并泻，板门良，揉数万，
立愈恙，进饮食，亦称良。瘟疫者，肿脖项，上午重，六腑当。
下午重，二马良，兼六腑，立消亡。分男女，左右手，男六腑，
女三关，此二穴，俱属良。男女逆，左右详。脱肛者，肺虚恙，
补脾土，二马良，补肾水，推大肠，来回推，久去恙。或疹痘，
肿脖项，仍照上，午后恙，诸疮肿。照此详。虚喘嗽，二马良，
兼清肺，兼脾良。

小便闭，清膀胱，补肾水，清小肠。食指侧，推大肠，尤来回，
轻重当。倘生疮，辨阴阳，阴者补，阴清当，紫陷阴，红高阳，
虚歉者，先补强。诸疮症，兼清良，疮初起，辨阴阳，左右旋，
立消亡。胸膈闷，八卦详，男女逆。左右手，运八卦，离宫轻。
痰壅喘，横纹上，左右揉，久去恙。治歉症，并痨伤，歉弱者，
气血伤，辨此症，在衣裳，人着袷，伊着棉。亦咳嗽，名七伤，
补要多，清少良，人穿袷，他穿单，名五劳。肾水伤，分何脏，
清补良，在学者，细心详。眼翻者，上下僵，揉二马，捣天心，
翻上者，捣下良；翻下者，捣上强，左捣右，右捣左。阳池穴，
头痛良，风头痛，蜂入洞，左旋右，立无恙。天河水，口生疮，
遍身热，多推良。中气风，男女逆，右六腑，男用良；左三关，
女用强。独穴疗，数三万，多穴推，约三千，遵此法，无不良。

遍身潮，分阴阳，拿列缺，汗出良，五经穴，肚胀良。水入土，不化谷；土入水，肝木旺。小腹寒，外劳宫，左右旋，久揉良。嘴唇裂，脾火伤，眼胞肿，脾胃恙，清补脾，俱去恙，向内补，向外清，来回推，清补双。天门口，顺气血。五指节，惊吓伤，不计次，揉必良。腹痞积，时摄良，一百日，即无恙。上有火，下有寒，外劳宫，下寒良。六腑穴，去火良。左三关，去寒恙。右六腑，亦去恙。虚补母，实泻子，曰五行，生克当，生我母，我生子，穴不误，治无恙。古推书，身首足，执治婴，无老方，皆气血，何两样，数多寡，轻重当。吾载穴，不相商，少老女，无不当。遵古难，男女分，俱左手，男女同，予尝试，亦去恙。凡学者，意会方，加减推，身羸壮，病新久，细思详，推应症，若无恙。

下篇

二十四脉诀和常用方剂

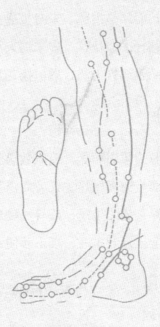

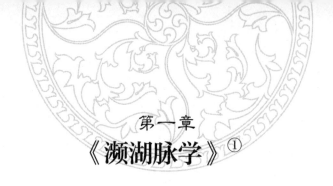

第一章
《濒湖脉学》①

【浮（阳）】

体状诗

浮脉惟从肉上行，如循榆荚似毛轻。

三秋得令知无恙，久病逢之却可惊。

相类诗

浮如木在水中浮，浮大中空乃是芤。

拍拍而浮是洪脉，来时虽盛去悠悠。

浮脉轻平似捻葱。虚来迟大豁然空。

浮而柔细方为濡，散似杨花无定踪。

主病诗

浮脉为阳表病居，迟风数热紧寒拘。

浮而有力多风热，无力而浮是血虚。

寸浮头痛眩生风，或有风痰聚在胸。

关上土衰兼木旺，尺中溲便不流通。

---

① （明）李时珍撰，贾君、郭君双整理．濒湖脉学［M］．北京：人民卫生出版社．2011．

【沉（阴）】

体状诗

水行润下脉来沉，筋骨之间软滑匀。
女子寸兮男子尺，四时如此号为平。

相类诗

沉帮筋骨自调匀，伏则推筋着骨寻。
沉细如绵真弱脉，弦长实大是牢形。

主病诗

沉潜水蓄阴经病，数热迟寒滑有痰。
无力而沉虚与气，沉而有气积并寒。
寸沉痰郁水停胸，关主中寒痛不通。
尺部浊遗并泄痢，肾虚腰及下元痌。

【迟（阴）】

体状诗

迟来一息至惟三，阳不胜阴气血寒。
但把浮沉分表里，消阴须益火之原。

相类诗

脉来三至号为迟，小快于迟作缓持。
迟细而难知是涩，浮而迟大以虚推。

主病诗

迟司脏病或多痰，沉痼癥瘕仔细看。

有力而迟为冷痛，迟而无力定虚寒。

寸迟必是上焦寒，关主中寒痛不堪。

尺是肾虚腰脚重，溲便不禁疝牵丸。

【数（阳）】

体状诗

数脉息间常六至，阴微阳盛必狂烦。

浮沉表里分虚实，惟有儿童作吉看。

相类诗

数比平人多一至，紧来如数似弹绳。

数而时止名为促，数见关中动脉形。

主病诗

数脉为阳热可知，只将君相火来医。

实宜凉泻虚温补，肺病秋深却畏之。

寸数咽喉口舌疮，吐红咳嗽肺生疡。

当关胃火并肝火，尺属滋阴降火汤。

春满杏林
针灸推拿经典与歌赋必背

【滑（阳中阴）】

体状相类诗

滑脉如珠替替然，往来流利却还前。
莫将滑数为同类，数脉惟看至数间。

主病诗

滑脉为阳元气衰，痰生百病食生灾。
上为吐逆下蓄血，女脉调时定有胎。
寸滑膈痰生呕吐，吞酸舌强或咳嗽。
当关宿食肝脾热，渴痢癃淋看尺部。

【涩（阴）】

体状诗

细迟短涩往来难，散止依稀应指间。
如雨沾沙容易散，病蚕食叶慢而艰。

相类诗

参伍不调名曰涩，轻刀刮竹短而难。
微似秒芒微软甚，浮沉不别有无间。

主病诗

涩缘血少或伤精，反胃亡阳汗雨淋。
寒湿入营为血痹，女人非孕即无经。

寸涩心虚痛对胸，胃虚胁胀察关中。
尺为精血俱伤候，肠结溲淋或下红。

【虚（阴）】

体状相类诗

举之迟大按之松，脉状无涯类谷空。
莫把芤虚为一例，芤来浮大似慈葱。

主病诗

脉虚身热为伤暑，自汗怔忡惊悸多。
发热阴虚须早治，养营益气莫蹉跎。
血不荣心寸口虚，关中腹胀食难舒。
骨蒸痿痹伤精血，却在神门两部居。

【实（阳）】

体状诗

浮沉皆得大而长，应指无虚愊愊强。
热蕴三焦成壮火，通肠发汗始安康。

相类诗

实脉浮沉有力强，紧如弹索转无常。
须知牢脉帮筋骨，实大微弦更带长。

主病诗

实脉为阳火郁成，发狂谵语吐频频。

或为阳毒或伤食，大便不通或气痛。

寸实应知面热风，咽疼舌强气填胸。

当关脾热中宫满，尺实腰肠痛不通。

【长（阳）】

体状相类诗

过于本位脉名长，弦则非然但满张，

弦脉与长争较远，良工尺度自能量。

主病诗

长脉迢迢大小匀，反常为病似牵绳。

若非阳毒癫痫病，即是阳明热势深。

【短（阴）】

体状相类诗

两头缩缩名为短，涩短迟迟细且难。

短涩而浮秋喜见，三春为贼有邪干。

主病诗

短脉惟于尺寸寻，短而滑数酒伤神。

浮为血涩沉为痞，寸主头痛尺腹痛。

【洪（阳）】

体状诗

脉来洪盛去还衰，满指滔滔应夏时。
若在春秋冬月分，升阳散火莫狐疑。

相类诗

洪脉来时拍拍然，去衰来盛似波澜。
欲知实脉参差处，举按弦长愊愊坚。

主病诗

脉洪阳盛血应虚，相火炎炎热病居。
胀满胃翻须早治，阴虚泄痢可踌躇。
寸洪心火上焦炎，肺脉洪时金不堪。
肝火胃虚关内察，肾虚阴火尺中看。

【微（阴）】

体状相类诗

微脉轻微瞥瞥乎，按之欲绝有如无。
微为阳弱细阴弱。细比于微略较粗。

主病诗

气血微兮脉亦微，恶寒发热汗淋漓。
男为劳极诸虚候，女作崩中带下医。

针灸推拿经典与歌赋必背

寸微气促或心惊，关脉微时胀满形。
尺部见之精血弱，恶寒消瘅痛呻吟。

【紧（阳）】

体状诗

举如转索切如绳，脉象因之得紧名。
总是寒邪来作寇，内为腹痛外身痛。

相类诗（见弦、实）

主病诗

紧为诸痛主于寒，喘咳风痫吐冷痰。
浮紧表寒须发越，紧沉温散自然安。
寸紧人迎气口分，当关心腹痛沉沉。
尺中有紧为阴冷，定是奔脉与疝痛。

【缓（阴）】

体状诗

缓脉阿阿四至通，柳梢袅袅飔轻风。
欲从脉里求神气，只在从容和缓中。

相类诗（见迟脉）

主病诗

缓脉营衰卫有余，或风或湿或脾虚。

上为项强下痿痹，分别浮沉大小区。

寸缓风邪项背拘，关为风眩胃家虚。

神门濡泄或风秘，或是蹒跚足力迂。

【芤（阳中阴）】

体状诗

芤形浮大软如葱，边实须知内已空。

火犯阳经血上溢，热侵阴络下流红。

相类诗

中空旁实乃为芤，浮大而迟虚脉呼。

芤更带弦名曰革，芤为失血革血虚

主病诗

寸芤积血在于胸，关内逢芤肠胃痈。

尺部见之多下血，赤淋红痢漏崩中。

春满杏林

针灸推拿经典与歌赋必背

【弦（阳中阴）】

体状诗

弦脉迢迢端直长，肝经木旺土应伤。

怒气满胸常欲叫，翳蒙瞳子泪淋浪。

相类诗

弦来端直似丝弦，紧则如绳左右弹。

紧言其力弦言象，牢脉弦长沉伏间。

主病诗

弦应东方肝胆经，饮痰寒热疟缠身。

浮沉迟数须分别，大小单双有重轻。

寸弦头痛膈多痰，寒热癥瘕察左关。

关右胃寒心腹痛，尺中阴疝脚拘挛。

【革（阴）】

体状主病诗

革脉形如按鼓皮，芤弦相合脉寒虚。

女人半产并崩漏，男子营虚或梦遗。

相类诗（见芤、牢）

【牢（阴中阳）】

体状相类诗

弦长实大脉牢坚，牢位常居沉伏间。

革脉芤弦自浮起，革虚牢实要详看。

主病诗

寒则牢坚里有余，腹心寒痛木乘脾。

疝㿉癥瘕何愁也，失血阴虚却忌之。

【濡（阴）】

体状诗

濡形浮细按须轻，水面浮绵力不禁。

病后产中犹有药，平人若见是无根。

相类诗

浮而柔细知为濡，沉细而柔作弱持。

微则浮微如欲绝，细来沉细近于微。

主病诗

濡为亡血阴虚病，髓海丹田暗已亏。

汗雨夜来蒸入骨，血山崩倒湿侵脾。

寸濡阳微自汗多，关中其奈气虚何。
尺伤精血虚寒甚，温补真阴可起疴。

【弱（阴）】

体状诗

弱来无力按之柔，柔细而沉不见浮。
阳陷入阴精血弱，白头犹可少年愁。

相类诗（见濡脉）

主病诗

弱脉阴虚阳气衰，恶寒发热骨筋痿。
多惊多汗精神减，益气调营急早医。
寸弱阳虚病可知，关为胃弱与脾衰。
欲求阳陷阴虚病，须把神门两部推。

【散（阳）】

体状诗

散似杨花散漫飞，去来无定至难齐。
产为生兆胎为堕，久病逢之不必医。

相类诗

散脉无拘散漫然，濡来浮细水中绵。
浮而迟大为虚脉，芤脉中空有两边。

主病诗

左寸怔忡右寸汗，溢饮左关应软散。

右关软散胻胕肿，散居两尺魂应断。

【细（阴）】

体状诗

细来累累细如丝，应指沉沉无绝期。

春夏少年俱不利，秋冬老弱却相宜。

相类诗（见微、濡）

主病诗

细脉萦萦血气衰，诸虚劳损七情乖。

若非湿气侵腰肾，即是伤精汗泄来。

寸细应知呕吐频，入关腹胀胃虚形。

尺逢定是丹田冷，泄痢遗精号脱阴。

【伏（阴）】

体状诗

伏脉推筋着骨寻，指间裁动隐然深。

伤寒欲汗阳将解，厥逆脐疼证属阴。

相类诗（见沉脉）

主病诗

伏为霍乱吐频频，腹痛多缘宿食停。

蓄饮老痰成积聚，散寒温里莫因循。

食郁胸中双寸伏，欲吐不吐常兀兀。

当关腹痛困沉沉，关后疝痛还破腹。

【动（阳）】

体状诗

动脉摇摇数在关，无头无尾豆形团。

其原本是阴阳搏，虚者摇兮胜者安。

主病诗

动脉专司痛与惊，汗因阳动热因阴。

或为泄痢拘挛病，男子亡精女子崩。

【促（阳）】

体状诗

促脉数而时一止，此为阳极欲亡阴。

三焦郁火炎炎盛，进必无生退可生。

相类诗（见代脉）

主病诗

促脉惟将火病医，其因有五细推之。

时时喘咳皆痰积，或发狂斑与毒疽。

【结（阴）】

体状诗

结脉缓而时一止，独阴偏盛欲亡阳。

浮为气滞沉为积，汗下分明在主张。

相类诗（见代脉）

主病诗

结脉皆因气血凝，老痰结滞苦沈吟。

内生积聚外痈肿，疝瘕为殃病属阴。

【代（阴）】

体状诗

动而中止不能还，腹动因而作代看。

病者得之犹可疗，平人却与寿相关。

相类诗

数而时至名为促，缓止须将结脉呼。

止不能回方是代，结生代死自殊涂。

主病诗

代脉元因脏气衰，腹痛泄痢下元亏。

或为吐泻中宫病，女子怀胎三月兮。

五十不止身无病，数内有止皆知定。

四十一止一脏绝，四年之后多亡命。

三十一止即三年，二十一止二年应。

十动一止一年殁，更观气色兼形证。

二动一止三四日，三四动止应六七。

五六一止七八朝，次第推之自无失。

第二章

常用方剂歌赋60首

1. 麻黄汤

麻黄汤中用桂枝，杏仁甘草四般施；

恶寒发热头身痛，无汗而喘服之宜。

2. 桂枝汤

桂枝芍药等量伍，姜枣甘草微火煮；

解肌发表调营卫，中风表虚自汗出。

3. 小青龙汤

解表蠲饮小青龙，麻桂姜辛夏草从；

芍药五味敛气阴，表寒内饮最有功。

4. 银翘散

银翘散主上焦医，竹叶荆牛薄荷豉；

甘桔芦根凉解法，风温初感此方宜。

5. 麻黄杏仁甘草石膏汤

伤寒麻杏甘石汤，肺热喘咳兼烦满；

辛凉宣泄能清肺，定喘除烦效力彰。

6. 杏苏散

杏苏散内夏陈前，枳桔苓甘姜枣研；

轻宣温润治凉燥，理肺化痰咳自痊。

7. 二陈汤

二陈汤用半夏陈，苓草姜梅一并存；

燥湿化痰兼利气，湿痰为患此方珍。

8. 清气化痰丸

清气化痰杏瓜蒌，茯苓枳芩胆星投；

陈夏姜汁糊丸服，专治肺热咳痰稠。

9. 止嗽散

止嗽散用桔甘前，紫菀荆陈百部研；

止咳化痰兼透表，姜汤调服不用煎。

10. 苏子降气汤

苏子降气半夏归，前胡桂朴草姜随；

上实下虚痰嗽喘，或加沉香去肉桂。

11. 泻白散

泻白桑皮地骨皮，甘草粳米四般宜；

泻肺清热平咳喘，又可和中与健脾。

12. 四君子汤

四君子汤中和义,参术茯苓甘草比;

益以夏陈名六君,祛痰补益气虚饵;

除却半夏名异功,或加香砂气滞使。

13. 参苓白术散

参苓白术扁豆陈,山药甘莲砂薏仁;

桔梗上浮兼保肺,枣汤调服益脾神。

14. 补中益气汤

补中益气芪术陈,升柴参草当归身;

升阳举陷功独擅,气虚发热亦堪诊。

15. 旋覆代赭汤

旋覆代赭用人参,半夏姜甘大枣临;

化痰降逆兼调补,痞硬噫气力能禁。

16. 平胃散

平胃散用苍术朴,陈皮甘草四般药;

燥湿运脾和胃宜,调胃诸方从此扩。

17. 清胃散

清胃散中当归连,生地丹皮升麻全;

或加石膏泻胃火,能消牙痛与牙宣。

针灸推拿经典与歌赋必背

18. 健脾丸

健脾参术苓草陈，肉蔻香连合砂仁；

楂肉山药曲麦炒，消补兼施此方寻。

19. 保和丸

保和山楂莱菔曲，夏陈茯苓连翘取；

炊饼为丸白汤下，消食和胃食积去。

20. 温脾汤

温脾附子与干姜，甘草人参及大黄；

寒热并进补兼泻，温通寒积振脾阳。

21. 半夏泻心汤

半夏泻心黄连芩，干姜草枣人参行；

辛开苦降消痞满，治在调阳与和阴。

22. 理中丸

理中丸主温中阳，甘草人参术干姜；

吐利腹痛阴寒盛，或加附子更扶阳。

23. 小建中汤

小建中汤芍药多，桂枝甘草姜枣和；

更加饴糖补中脏，虚劳腹痛服之瘥。

24. 四神丸

四神骨脂吴茱萸，肉蔻除油五味子；

大枣生姜同煎合，五更肾泄最相宜。

25. 大承气汤

大承气汤大黄硝，枳实厚朴先煮好；

峻下热结急存阴，阳明腑实重症疗；

去硝名为小承气，轻下热结用之效；

调胃承气硝黄草，缓下热结此方饶。

26. 小柴胡汤

小柴胡汤和解功，半夏人参甘草从；

更加黄芩生姜枣，少阳百病此方宗。

27. 四逆散

四逆散方用柴胡，芍药枳实甘草须；

证为阳郁成厥逆，疏肝解郁厥自除。

28. 柴胡疏肝散

柴胡疏肝芍川芎，枳壳陈皮草香附；

疏肝行气兼活血，胁肋痛胀皆可除。

29. 逍遥散

逍遥散中当归芍，柴苓术草加姜薄；

疏肝养血又健脾，肝郁血虚脾气弱。

30. 龙胆泻肝汤

龙胆泻肝栀芩柴，生地车前泽泻偕；

木通甘草当归合，肝经湿热力能排。

31. 补阳还五汤

补阳还五赤芍芎，归尾通经佐地龙；

四两黄芪为君药，补气活血经络通。

32. 川芎茶调散

川芎茶调散荆防，辛芷薄荷甘草羌；

目昏鼻塞风攻上，偏正头痛悉能康。

33. 羚角钩藤汤

俞氏羚角钩藤汤，桑菊茯神鲜地黄；

贝草竹茹同芍药，肝热生风急煎尝。

34. 白虎汤

白虎膏知甘草粳，气分大热此方清；

热渴汗出脉洪大，加入人参气津生。

35. 清营汤

清营汤治热传营，身热夜甚神不宁；

角地银翘玄连竹，丹麦清热更护阴。

春满杏林

针灸推拿经典与歌赋必背

36. 普济消毒饮

普济消毒莠芩连，甘桔蓝根勃翘玄；

升柴陈薄僵蚕入，大头瘟毒服之痊。

37. 香薷散

三物香薷豆朴先，散寒化湿功效兼；

若益银翘豆易花，新加香薷祛暑煎。

38. 清暑益气汤

王氏清暑益气汤，善治中暑气津伤；

洋参冬斛荷瓜翠，连竹知母甘粳襄。

39. 四逆汤

四逆汤中附草姜，四肢厥逆急煎尝；

脉微吐利阴寒盛，救逆回阳赖此方。

40. 当归四逆汤

当归四逆芍桂枝，细辛甘草木通施；

血虚寒厥四末冷，温行经脉最相宜。

41. 生脉散

生脉麦味与人参，益气养阴效力神；

气少汗多兼口渴，病危脉绝急煎斟。

42. 酸枣仁汤

酸枣仁汤治失眠，川芎知草茯苓煎；

养血除烦清内热，安然入睡梦乡甜。

43. 牡蛎散

牡蛎散内用黄芪，小麦麻黄根最宜；

自汗盗汗心液损，固表敛汗见效奇。

44. 炙甘草汤

炙甘草汤参桂姜，麦冬生地麻仁裹；

大枣阿胶加酒服，通阳复脉第一方。

45. 四物汤

四物地芍与归芎，血家百病此方宗；

妇女经病凭加减，临证之时可变通。

46. 归脾汤

归脾汤用参术芪，归草茯神远志齐；

酸枣木香龙眼肉，煎加姜枣益心脾；

怔忡健忘俱可却，便血崩漏总能医。

47. 六味地黄丸

六味地黄益肾肝，山药丹泽萸苓掺；

更加知柏成八味，阴虚火旺可煎餐；

养阴明目加杞菊，滋阴都气五味研；

肺肾两调金水生，麦冬加入长寿丸；

再入磁柴可潜阳，耳鸣耳聋俱可安。

48. 金匮肾气丸

金匮肾气治肾虚，地黄怀药及山萸；

丹皮苓泽加桂附，引火归原热下趋。

49. 血府逐瘀汤

血府当归生地桃，红花甘草壳赤芍；

柴胡芎桔牛膝等，血化下行不作劳。

50. 复元活血汤

复元活血用柴胡，大黄花粉桃红入；

当归山甲与甘草，跌打损伤瘀痛除。

51. 独活寄生汤

独活寄生艽防辛，芎归地芍桂苓均；

杜仲牛膝人参草，风湿顽痹屈能伸。

52. 羌活胜湿汤

羌活胜湿羌独芎，甘蔓藁本及防风；

湿气在表头腰重，发汗升阳有异功。

针灸推拿经典与歌赋必背

53. 温经汤

温经汤用桂萸芎，归芍丹皮姜夏冬；

参草阿胶调气血，暖宫祛瘀在温通。

54. 固冲汤

固冲汤中用术芪，龙牡芍黄茜草施；

倍子海蛸棕榈炭，崩中漏下总能医。

55. 藿香正气散

藿香正气大腹苏，甘桔陈苓术朴俱；

夏曲白芷加姜枣，风寒暑湿岚瘴驱。

56. 八正散

八正木通与车前，萹蓄大黄滑石研；

草梢瞿麦兼栀子，煎加灯草痛淋蠲。

57. 五苓散

五苓散治太阳腑，白术泽泻猪茯苓；

桂枝温通助气化，利便解表烦渴清。

58. 防己黄芪汤

防己黄芪金匮方，术甘姜枣共煎尝；

此治风水与诸湿，身重汗出服之良。

59. 苓桂术甘汤

苓桂术甘是经方，中阳不足痰饮猖；

悸眩咳逆胸胁满，温阳化饮功效彰。

60. 真武汤

真武汤壮肾中阳，茯苓术芍附生姜；

阳虚水饮停为患，悸眩眴惕保安康。